U0235649

三维经食管超声心动图
在结构性心脏病介入治疗中的应用

Atlas of 3D Transesophageal Echocardiography
in Structural Heart Disease Interventions

病例和视频
Cases and Videos

原　著　Ming-Chon Hsiung（熊名琛）　Wei-Hsian Yin（殷伟贤）
　　　　Fang-Chieh Lee（李芳桀）　Wei-Hsuan Chiang（江维萱）

主　审　王　焱

主　译　苏茂龙

人民卫生出版社
·北　京·

版权所有，侵权必究！

图书在版编目（CIP）数据

三维经食管超声心动图在结构性心脏病介入治疗中的
应用 / 熊名琛著；苏茂龙译 . —北京：人民卫生出版
社，2020.11
　　ISBN 978–7–117–30781–9

Ⅰ . ①三… Ⅱ . ①熊… ②苏… Ⅲ . ①超声心动图 –
应用 – 心脏病 – 介入性治疗 Ⅳ . ①R541.05

中国版本图书馆 CIP 数据核字（2020）第 206753 号

人卫智网	www.ipmph.com	医学教育、学术、考试、健康，购书智慧智能综合服务平台
人卫官网	www.pmph.com	人卫官方资讯发布平台

图字：01-2020-4661 号

三维经食管超声心动图
在结构性心脏病介入治疗中的应用

Sanwei Jingshiguan Chaosheng Xindongtu
zai Jiegouxing Xinzangbing Jieru Zhiliao zhong de Yingyong

主　　译：苏茂龙
出版发行：人民卫生出版社（中继线 010-59780011）
地　　址：北京市朝阳区潘家园南里 19 号
邮　　编：100021
E - mail：pmph @ pmph.com
购书热线：010-59787592　010-59787584　010-65264830
印　　刷：北京顶佳世纪印刷有限公司
经　　销：新华书店
开　　本：710×1000　1/16　**印张：**15
总 字 数：277 千字
版　　次：2020 年 11 月第 1 版
印　　次：2020 年 12 月第 1 次印刷
标准书号：ISBN 978-7-117-30781-9
定　　价：180.00 元

打击盗版举报电话：010-59787491　E-mail：WQ @ pmph.com
质量问题联系电话：010-59787234　E-mail：zhiliang @ pmph.com

译　者（以姓氏汉语拼音为序）

陈　旭　厦门大学附属心血管病医院

陈静辉　福建省龙岩市第一医院

陈栩畅　浙江大学医学院附属第一医院

杜　昕　厦门大学附属心血管病医院

高秋妹　厦门大学附属心血管病医院

郭　骏　厦门大学附属第一医院

黄小川　厦门大学附属第一医院

黄心怡　厦门大学附属心血管病医院

荆　波　厦门大学附属心血管病医院

林碧琴　厦门大学附属心血管病医院

苏茂龙　厦门大学附属心血管病医院

孙　宪　福建中医药大学附属厦门第三医院

孙媛媛　厦门大学附属心血管病医院

沈梦茜　厦门大学附属心血管病医院

宋　瑜　厦门大学附属心血管病医院

田　园　厦门大学附属心血管病医院

王慧敏　厦门大学附属心血管病医院

王莉莉　厦门大学附属心血管病医院

王心宇　厦门大学附属心血管病医院

吴越铭　厦门大学附属第一医院

谢满琼　厦门大学附属心血管病医院

许小琦　厦门大学附属中山医院

张　楠　首都医科大学宣武医院

曾永丽　厦门医学院附属龙海第一医院

译著序言

    结构性心脏病介入治疗是近年来心血管疾病治疗的前沿和热点领域,如经导管主动脉瓣膜植入术、经导管二尖瓣膜成形术、经导管左心耳封堵术及其他心脏病的介入治疗等,均依赖于超声心动图尤其是实时三维超声心动图技术,它在结构性心脏病介入治疗中起到了重要作用。

    为进一步推广实时三维超声心动图在结构性心脏病介入治疗中的应用,帮助心血管介入医师及超声医师更好地掌握和了解三维超声心动图技术在结构性心脏病介入治疗中的应用,厦门大学附属心血管病医院苏茂龙教授组织翻译了由 Ming-Chon Hsiung、Wei-Hsian Yin、Fang-Chieh Lee 和 Wei-Hsuan Chiang 教授编写的专著《三维经食管超声心动图在结构性心脏病介入治疗中的应用》,这部专著涵盖了经导管瓣膜植入、主动脉瓣中瓣植入、MitraClip、瓣周漏封堵介入治疗、先天性心脏病房间隔缺损、室间隔缺损、动脉导管未闭、卵圆孔未闭等介入治疗及相关术中并发症,共收录了 35 个经典和特殊病例的病史、临床表现、诊断依据及介入治疗的详细步骤和解析,配有 700 余幅插图,包括三维经食管超声心动图、二维经食管超声心动图、血管造影、CT 等影像,并配有 450 多个对应的动态视频图像,图片及视频精美直观,体现了结构性心脏病介入治疗的发展水平。

    本书是结构性心脏病介入新技术典型病例讨论的医学专著,是心血管内科、外科、超声科医生及心血管专业研究生从事心血管临床介入和研究工作的重要参考书籍,相信本译著的出版对结构性心脏病介入治疗起到积极的推动作用。

厦门大学附属心血管病医院

2020 年 9 月

原著前言

如今,心血管病介入治疗已从冠状动脉及非冠状动脉疾病发展至结构性心脏病。以往须经传统外科手术和药物治疗的病例现在可以进行介入治疗。然而,介入治疗的成功与否在很大程度上取决于经食管超声心动图成像技术,尤其是采集单一切面即可实现全景可视化的三维超声成像技术。

经食管三维超声心动图这个新兴领域值得深入研究。之前已经有许多论文和书籍介绍了相关知识、原则和技术,在本书中,我们主要介绍一些经典、特殊的病例。我们共收集了35个有趣的病例,每一个病例均有病史、临床表现和诊断及介入治疗的详细步骤方法和术后诊断。本书的特色是我们应用700余幅插图显示各种心血管病变,大多数图像为三维经食管超声心动图,配以二维经食管超声心动图、X线及透视检查、CT检查等,我们还提供了450多个动态视频图像作为病例中静态插图的补充。

本书由5章组成。第一章讲述经导管主动脉瓣植入术,第二章讲述瓣中瓣治疗,第三章介绍二尖瓣钳夹技术,第四章介绍先天性或后天获得性心脏病经皮封堵术,第五章介绍介入手术并发症。我们希望本书能在经食管三维超声心动图引导下的结构性心脏病介入治疗方面为读者提供更专业的视角,并更新您的临床知识范畴。

本书从酝酿到最终完稿,经历了如同育儿的过程,特别是从我们之前出版的书籍《围手术期三维经食管超声心动图图谱》中汲取了智慧。感谢中国台湾台北振兴医院大力支持,感谢心血管中心提供结构性心脏病介入治疗的经食管超声心动图,感谢全体超声心动图实验室人员编译本书病例。

中国台湾	Ming-Chon Hsiung
中国台湾	Wei-Hsian Yin
中国台湾	Fang-Chieh Lee
中国台湾	Wei-Hsuan Chiang

(张楠 译)

目录

绪论

现代科技进步促进了新型仪器设备的开发,大大提高了治愈结构性心脏病的概率。介入心脏病学作为先天性和获得性心脏病的治疗手段之一,得到了快速发展和广泛应用。经导管瓣膜植入和瓣膜修复术的出现,是过去几十年传统治疗方法的革命性进步。这些新型技术的出现与心脏成像的不断发展密切相关。当然,多模态心脏成像,如X线、超声心动图和CT已经不可或缺,可以提供精准的病例选择、监测介入治疗过程,以提高手术成功率并减少并发症的发生。此外,经食管超声心动图作为精准的侵入性检查技术,其应用已从手术方案准备、术中监测,发展到对急性并发症的评估和结构性心脏病的随访。

经食管超声心动图通常认为是引导介入手术的基础成像工具,可以测量瓣环直径,观察反流及缺损位置,其远程影像传输管理系统及可视化设备与X线透视结合,为术者提供详细和可靠的信息并评估手术效果。然而,传统的二维经食管超声心动图具有一定局限性,特别是当使用多个装置时,导丝定位、导管及装置位置的评估均具有挑战性。而三维经食管超声心动图可以在术中准确定位导丝和导管,并提供清晰的二尖瓣解剖外科视图。在使用多个装置的情况下,三维经食管超声心动图可以提供装置的排列及与周围组织结构关系的信息。最新的超声心动图成像工具即实时三维经食管超声心动图,是基于微型矩阵阵列换能器,允许实时三维成像而无需多次成像,对于指导介入手术的每个步骤都特别实用。

在心脏介入手术的规划和操作过程中,经食管超声心动图已被认为是非常重要的工具,而三维超声的应用必将随着术者技术的进步而变得更加广泛。

经导管主动脉瓣植入术

1.1　引言

　　经导管主动脉瓣植入术,为患有严重主动脉瓣狭窄或反流同时无法耐受外科手术的患者提供了另一种主动脉瓣置换的手术方式。迄今为止,市场上常见的主动脉瓣植入系统主要有两种:一种是自膨瓣,以 Medtronic 的 CoreValve 为代表,适用于经股动脉或锁骨下动脉途径植入;另一种是球扩瓣,以 Edwards 的 SAPIEN 瓣膜为代表,适用于经股动脉或经心尖途径植入。

　　在进行主动脉瓣植入术前,需要对主动脉瓣进行详细的综合评估,临床常用经胸超声心动图和 X 线计算机断层扫描同时进行测评。在手术过程中,血管造影和经食管超声心动图在每一个步骤的监测中都起着至关重要的作用,包括经导管主动脉瓣的导入、递送、校准、定位和释放。此外,还需确认该瓣膜装置的位置和心脏血流动力学情况,以防止出现任何可能的并发症。

　　本章列出了几位接受过经导管主动脉瓣植入术的患者,其中既有使用 CoreValve 系统的,也有使用 SAPIEN 瓣膜系统的,均配有精美的经食管超声心动图,与 X 线计算机断层扫描和血管造影术相结合阐述疾病诊断、介入过程和临床效果。

（王慧敏　译,陈旭　校）

1.2　经心尖 SAPIEN 瓣膜植入术

　　患者女,62 岁,7 年前接受了外科二尖瓣置换术,近期劳力性呼吸困难逐渐加重。心脏听诊节律异常同时伴有心尖区 3/6 级收缩期杂音。心电图显示房颤及左心室肥厚。超声心动图显示重度主动脉瓣狭窄合并中度关闭不全。因此,心脏医疗团队实施了经导管主动脉瓣植入术治疗(图 1.1~ 图 1.9;视频 1.1~ 视频 1.8)。

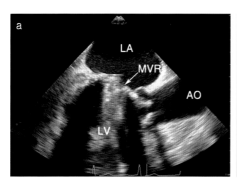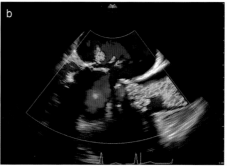

图 1.1　经食管超声心动图食管中段升主动脉长轴观显示患者有二尖瓣机械瓣置换手术史（a），粘连、钙化的主动脉瓣导致左心室流出道湍流（b）。LA，左心房；LV，左心室；AO，主动脉；MVR，二尖瓣置换术

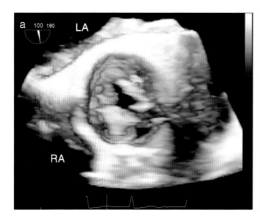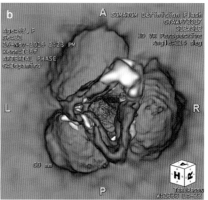

图 1.2　三维超声（a）及 X 线计算机断层扫描重建（b）的主动脉瓣，显示右冠瓣及无冠瓣重度钙化导致主动脉瓣有效瓣口面积减小。LA，左心房；RA，右心房

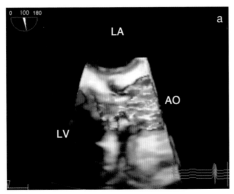
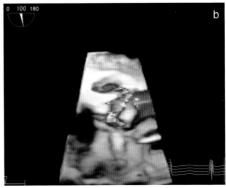

图 1.3 三维彩色多普勒超声显示左心室流出道收缩期高速血流穿过钙化的主动脉瓣（a）以及舒张期主动脉瓣下中度反流（b）。LA，左心房；LV，左心室；AO，主动脉

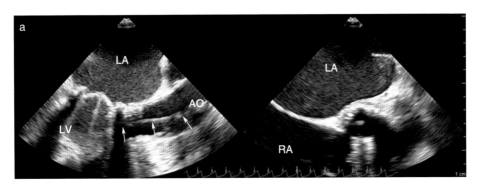

图 1.4 在 x-plane 视图下，经导管主动脉瓣植入术中快速起搏（180bpm）后，一个输送鞘管（箭头所示，a）进入狭窄的主动脉瓣，然后 SAPIEN 瓣膜由鞘管送入，再经球囊扩张展开（b）。LA，左心房；LV，左心室；AO，主动脉；RA，右心房

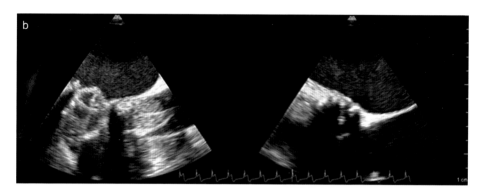

图 1.4（续）

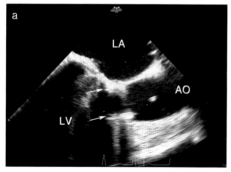 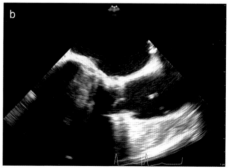

图 1.5 经导管主动脉瓣植入术后，SAPIEN 瓣膜功能正常，收缩期（a）及舒张期（b）。LA，左心房；LV，左心室；AO，主动脉

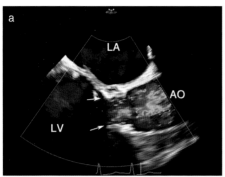
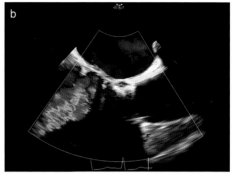

图1.6 经导管主动脉瓣植入术后,彩色多普勒升主动脉长轴观显示SAPIEN瓣膜的跨瓣血流平缓(箭头所示,a),仅显示微量瓣周漏(b)。LA,左心房;LV,左心室;AO,主动脉

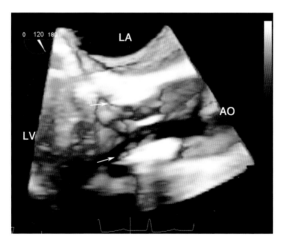

图1.7 植入术后三维视图显示SAPIEN瓣膜位置正常(箭头所示)。LA,左心房;LV,左心室;AO,主动脉

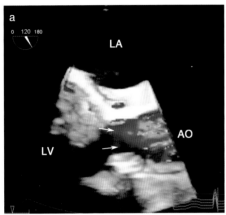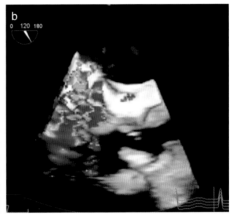

图 1.8　经导管主动脉瓣植入术后彩色多普勒升主动脉长轴观显示 SAPIEN 瓣膜的跨瓣血流平缓(箭头所示,a),仅显示微量瓣周漏(b)。LA,左心房;LV,左心室;AO,主动脉

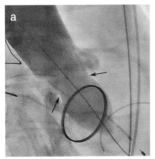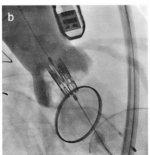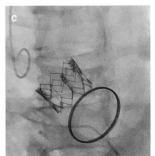

图 1.9　SAPIEN 瓣膜植入术中主动脉根部形态:(a)注射造影剂显示瓣膜位置(箭头所示),植入过程中不易阻塞左冠状动脉;(b)SAPIEN 瓣膜推送于球囊之上并处于两个透射标记之间;(c)SAPIEN 瓣膜植入术后,SAPIEN 瓣膜扩展良好

经心尖及经动脉路径对 SAPINE 瓣膜系统都是适用的,但该患者有外科二尖瓣置换手术史,增加了穿过狭窄瓣膜的难度,经心尖路径可能是更好的选择。

(王慧敏 译,陈旭 校)

1.3 下肢动脉粥样硬化的经心尖 SAPIEN 瓣膜植入术

患者女性,70 岁,既往有 3 支冠脉搭桥史、糖尿病、高血压及高血脂。因突发意识丧失后被立即送往我院急诊科,同时伴有柏油样大便、浅快呼吸及血氧饱和度减低。临床听诊显示主动脉瓣区 3/4 级杂音。超声心动图显示主动脉瓣狭窄,其平均跨瓣压差和峰值跨瓣压差分别为 40mmHg 和 60mmHg。鉴于外科开胸手术风险较高且下肢动脉粥样硬化较严重,因此选择经心尖主动脉瓣植入术对该患者较适用(图 1.10~ 图 1.17;视频 1.10~ 视频 1.15)。

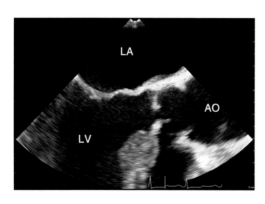

图 1.10 经食管超声心动图食管中段升主动脉长轴观显示增厚的主动脉瓣活动僵硬、瓣口狭窄。LA,左心房;LV,左心室;AO,主动脉

视频1.10

经心尖路径是通过前外侧肋间小切口暴露左心室心尖后,再穿刺左心室并把鞘管送入左心室腔。手术结束时再通过外科缝合心尖并关闭胸腔。

与经股动脉路径相比,此方法可以减少髂动脉及股动脉损伤、血栓栓塞和脱落风险。虽然经心尖路径可能导致心室损伤、再出血和晚期心尖假性室壁瘤形成的风险较大,但大多数髂动脉及股动脉严重动脉粥样硬化的患者接受经心尖路径主动脉瓣置换术后,其预后均较好。

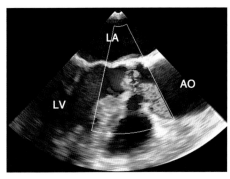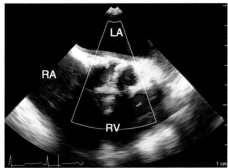

图 1.11 x-plane 视图下彩色多普勒显示流经增厚主动脉瓣口的湍流束。LA,左心房;LV,左心室;AO,主动脉;RA,右心房;RV,右心室

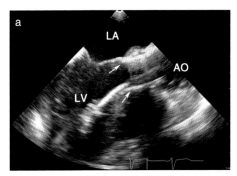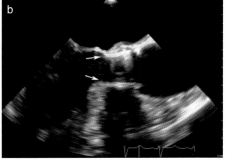

图 1.12 经导管主动脉瓣植入术中,SAPIEN 瓣膜(箭头所示)经输送系统送入、扩张(a)并释放(b)。LA,左心房;LV,左心室;AO,主动脉

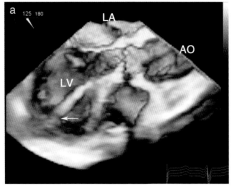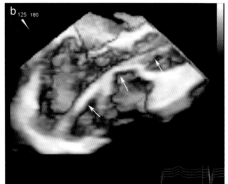
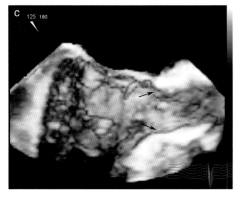

图 1.13　经导管主动脉瓣植入术中三维经食管超声心动图食管中段升主动脉长轴观：
（a）鞘管从心尖进入左心室腔（箭头所示）；（b）鞘管穿过主动脉瓣（箭头所示），为推送及定位
SAPIEN 瓣膜做准备；（c）主动脉瓣植入术后，定位精准、扩展充分的 SAPIEN 瓣膜（箭头所
示）。LA，左心房；LV，左心室；AO，主动脉

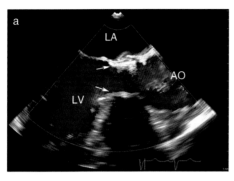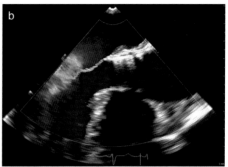

图 1.14 经导管主动脉瓣植入术后升主动脉长轴观显示 SAPIEN 瓣膜跨瓣血流缓慢（a，箭头所示），仅有微量瓣周反流（b）。LA，左心房；LV，左心室；AO，主动脉

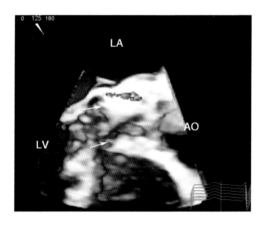

图 1.15 经导管主动脉瓣植入术后三维彩色多普勒显示 SAPIEN 瓣膜位置正常，伴有微量瓣周漏。LA，左心房；LV，左心室；AO，主动脉

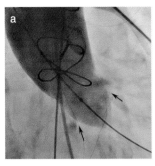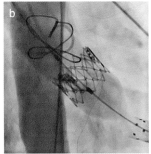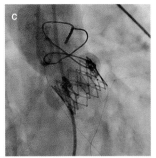

图 1.16 经导管主动脉瓣植入术中主动脉根部血管造影:(a)术中造影剂注入显示瓣膜位置(箭头所示);(b)球囊扩张 SAPIEN 瓣膜;(c)主动脉瓣植入术后,近 50% 的瓣体位于主动脉窦底边缘以下

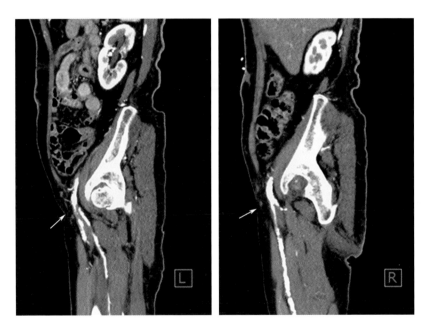

图 1.17 CT 显示双侧髂动脉和下肢动脉粥样硬化钙化(箭号所示)

(王慧敏　译,陈旭　校)

1.4 二叶主动脉瓣的 SAPIEN 瓣膜植入术

患者男,70 岁,数年前确诊患有主动脉瓣狭窄及高血压。近期出现活动后气短。心脏医疗团队实施了经导管主动脉瓣植入术(图 1.18~ 图 1.28;视频 1.18~ 视频 1.28)。

图 1.18 经食管超声心动图食管中段升主动脉长轴观显示附着于主动脉瓣的巨大钙化(星号所示),并向左心室流出道延伸。LA,左心房;LV,左心室;AO,主动脉

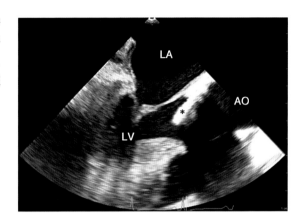

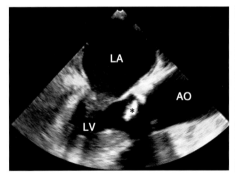
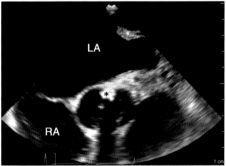

图 1.19 在 x-plane 视图下显示主动脉瓣为二尖瓣且有效瓣口面积很小,巨大的钙化(星号)附着在交界处,并延伸入左心室流出道。LA,左心房;LV,左心室;AO,主动脉;RA,右心房

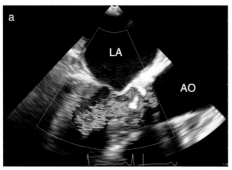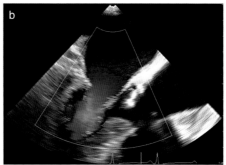

图 1.20 彩色多普勒血流显示主动脉瓣增厚导致左心室流出道收缩期湍流（a）及舒张期瓣口轻度反流（b）。LA，左心房；AO，主动脉

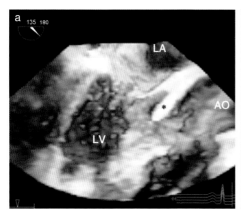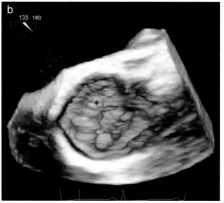

图 1.21 三维经食管超声升主动脉长轴及主动脉根部短轴观显示二叶式主动脉瓣，瓣叶交界处有巨大钙化，并延伸至左心室流出道。LA，左心房；LV，左心室；AO，主动脉

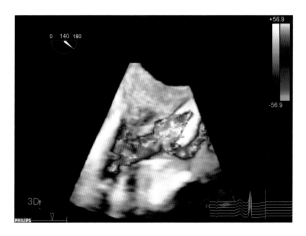

图 1.22 三维彩色多普勒超声显示左心室流出道高速血流流经钙化的二叶主动脉瓣

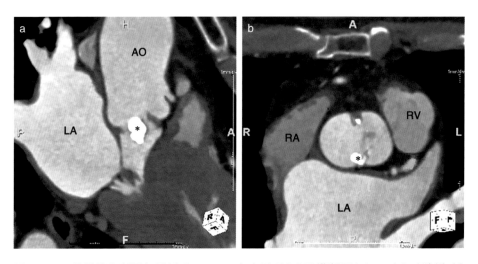

图 1.23 X线计算机断层扫描显示 Valsalva 窦水平面（a）及横断面（b）：二叶主动脉瓣，瓣叶交界处有巨大钙化，并延伸至左心室流出道。LA，左心房；AO，主动脉；RA，右心房；RV，右心室

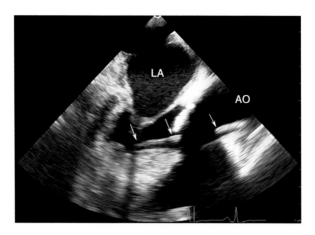

图 1.24　经导管主动脉瓣植入术中，导引鞘管（箭头所示）进入主动脉瓣。LA，左心房；AO，主动脉

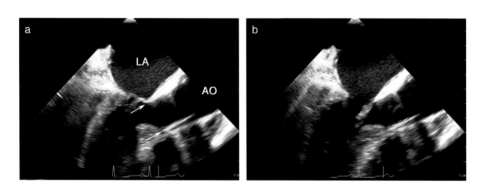

图 1.25　经导管主动脉瓣植入术后，SAPIEN 瓣膜（26mm，箭头所示）功能正常：收缩期（a）及舒张期（b）。LA，左心房；AO，主动脉

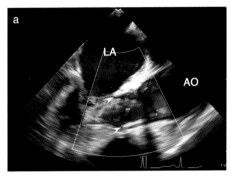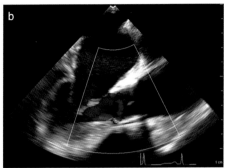

图 1.26　经导管主动脉瓣植入术后,彩色多普勒升主动脉长轴观显示 SAPIEN 瓣口流速降低(箭头所示,a),仅有微量瓣周漏(b)。LA,左心房;AO,主动脉

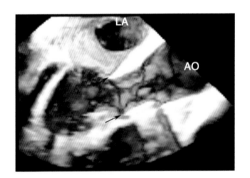

图 1.27　经导管主动脉瓣植入术后三维超声显示 SAPIEN 瓣膜(箭头所示)位置正常。LA,左心房;AO,主动脉

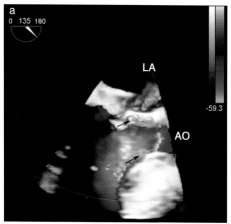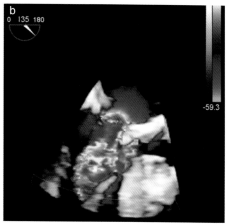

图 1.28　经导管主动脉瓣植入术后,三维彩色多普勒升主动脉长轴观显示 SAPIEN 瓣口流速降低(箭头所示,a),仅有微量瓣周漏(b)。LA,左心房;AO,主动脉

　　经导管主动脉瓣植入术不是先天性二叶主动脉瓣狭窄的常规治疗方法,因为狭窄的二尖瓣瓣环比三尖瓣瓣环大且较不规则。这种情况下,强烈建议进行三维成像测量主动脉瓣环大小。

(王慧敏　译,陈旭　校)

1.5　CoreValve 植入术后瓣周漏

　　患者女,68 岁,患有神经性厌食症并主诉呼吸急促。听诊可闻及心律不齐和 3/6 级舒张期杂音。胸部 X 线检查显示右侧胸腔积液伴肺不张。超声心动图显示主动脉瓣重度狭窄合并中度反流。心脏团队实施了经导管主动脉瓣植入术(图 1.29~ 图 1.36;视频 1.29~ 视频 1.36)。

　　美敦力 CoreValve 是一种自膨式经导管心脏瓣膜,甚至在释放至完全贴合主动脉瓣环后,其结构仍可继续进行自我扩张。因此,选择理想的较大生物瓣膜能使 CoreValve 继续向外扩张,从而减少了瓣周漏,且无需进一步球囊扩张瓣膜成形。

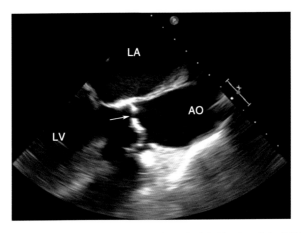

图 1.29　经食管超声心动图食管中段升主动脉长轴观显示主动脉瓣钙化（箭头指向）导致瓣膜开放幅度减小。LA，左心房；LV，左心室；AO，主动脉

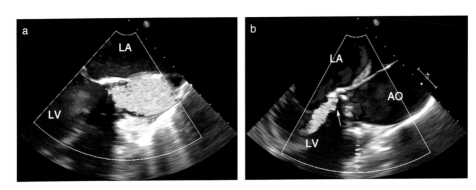

图 1.30　彩色多普勒超声显示主动脉瓣钙化导致左心室流出道收缩期湍流（a）和舒张期中度反流（箭头指向，b）。LA，左心房；LV，左心室；AO，主动脉

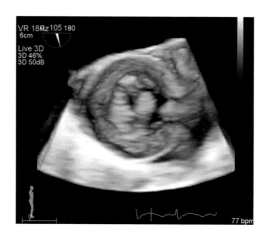

图 1.31　三维超声心动图显示重度主动脉瓣钙
化导致主动脉瓣口开放幅度减小

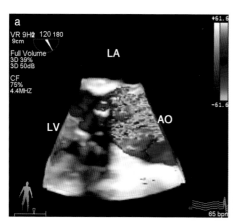
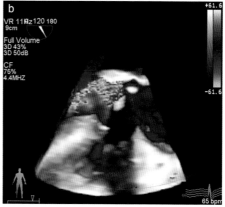

图 1.32　三维彩色多普勒超声显示通过钙化主动脉瓣的收缩期湍流（a），以及舒张期主动
脉瓣中度反流（b）。LA，左心房；LV，左心室；AO，主动脉

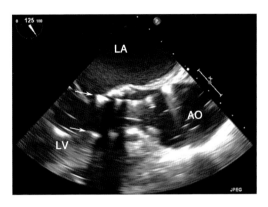

图 1.33　经导管主动脉瓣植入术中，CoreValve（箭头指向）经导引导管推送并释放。LA，左心房；LV，左心室；AO，主动脉

视频1.33

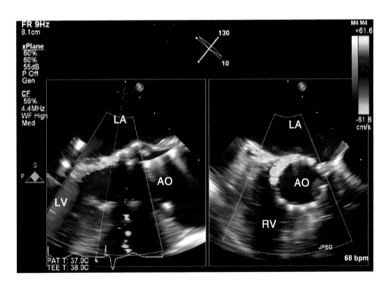

图 1.34　经导管主动脉瓣植入术后，彩色多普勒超声 X-plane 模式显示主动脉根部短轴观 9 点钟至 12 点钟位置有中度瓣周漏。LA，左心房；LV，左心室；AO，主动脉；RV，右心室

视频1.34

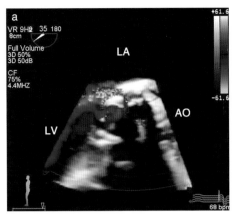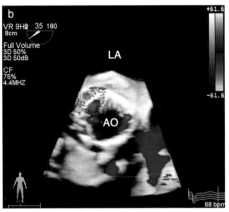

图 1.35　经导管主动脉瓣植入术后的三维彩色多普勒超声升主动脉长轴观(a)和主动脉根部短轴(b)观,主动脉根部短轴观可见瓣周漏的起源范围大约占主动脉瓣环的 25%。LA,左心房;LV,左心室;AO,主动脉

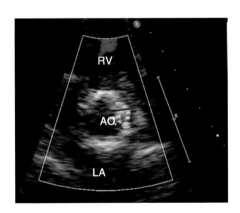

图 1.36　经导管主动脉瓣植入术后 1 个月随访,胸骨旁主动脉根部短轴观显示瓣周漏较前减少。LA,左心房;AO,主动脉;RV,右心室

(吴越铭　译,杜昕　校)

1.6　David 术后的 CoreValve 植入术

　　患者男,70 岁,既往有主动脉根部和升主动脉扩张,1 年前接受了 David 手术。主诉最近出现呼吸困难。听诊胸骨右缘可闻及 3/6 级舒张期杂音,心律齐。心电图显示窦性心律和左心室肥厚。超声心动图显示重度主动脉瓣反流。心脏团队实施了经导管主动脉瓣植入术(图 1.37~ 图 1.45;视频 1.37~ 视频 1.42)。

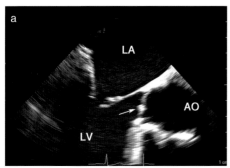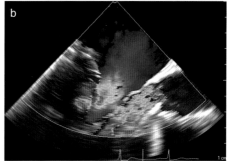

图 1.37　经食管超声心动图食管中段升主动脉长轴观显示主动脉右冠瓣(箭头指向,a)脱垂,彩色多普勒超声可见重度主动脉瓣反流(b)。LA,左心房;LV,左心室;AO,主动脉

图 1.38　三维彩色多普勒超声显示舒张期重度主动脉瓣反流(箭头指向)。LA,左心房;LV,左心室;AO,主动脉;AR,主动脉瓣反流

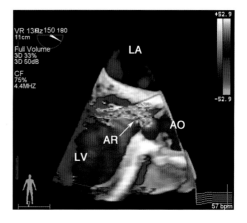

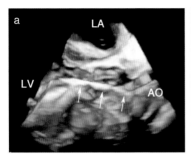
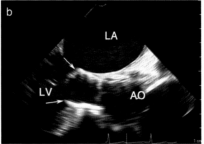

图1.39　经导管主动脉瓣植入术中,首先由导引导管(箭头指向,**a**)穿过原主动脉瓣,然后推送并释放CoreValve(箭头指向,**b**)。LA,左心房;LV,左心室;AO,主动脉

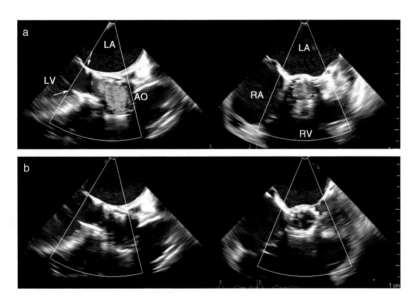

图1.40　经导管主动脉瓣植入术后彩色多普勒超声X-plane模式显示,CoreValve瓣口收缩期无湍流(箭头指向,**a**),舒张期仅可见微量瓣周漏(**b**)。LA,左心房;LV,左心室;AO,主动脉;RA,右心房;RV,右心室

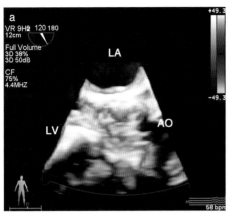
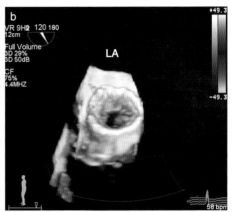

图 1.41 经导管主动脉瓣植入术后三维超声心动图升主动脉长轴（a）和主动脉根部短轴（b）观显示 CoreValve 位置正常。LA，左心房；LV，左心室；AO，主动脉

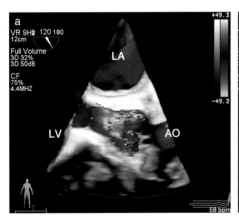
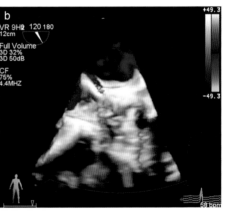

图 1.42 经导管主动脉瓣植入术后三维彩色多普勒超声显示 CoreValve 瓣口收缩期无湍流（a），舒张期仅可见微量瓣周漏。LA，左心房；LV，左心室；AO，主动脉

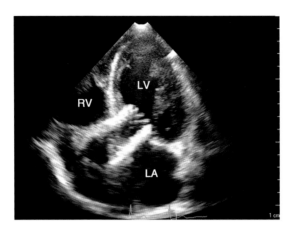

图 1.43　经导管主动脉瓣植入术后 1 个月随访,经胸心尖五腔心观显示人工瓣膜功能正常。LA,左心房;LV,左心室;RV,右心室

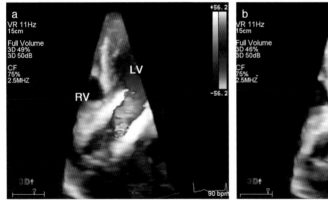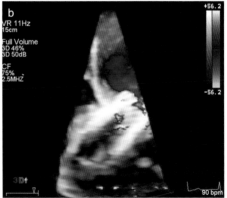

图 1.44　经导管主动脉瓣植入术后 1 个月随访,经胸三维彩色多普勒超声显示收缩期(a)和舒张期(b)轻度主动脉瓣反流。LV,左心室;RV,右心室

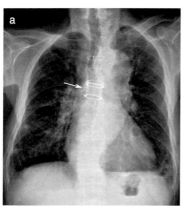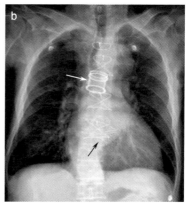

图 1.45　David 术后（a）及后续经导管主动脉瓣植入术后（b）X 线检查显示正中胸骨切开术后保留的外科钢丝和升主动脉人工血管（白色箭头指向），以及主动脉根部内的 CoreValve（黑色箭头指向）

由于 David 术后并发症发生率较高，一般不建议再实施主动脉瓣外科置换术，术前风险评估后认为经导管主动脉瓣植入术是首选的治疗方法，术中 CoreValve 的植入不会干扰到升主动脉人工血管。因此，对于有复杂胸主动脉外科手术史的患者，可以进行经导管主动脉瓣植入术。

（吴越铭　译，杜昕　校）

1.7　位置异常的 CoreValve 瓣中瓣植入术

患者男，74 岁，既往有严重主动脉瓣狭窄，最近主诉出现间歇性劳力性呼吸困难。入院后接受了经导管主动脉瓣植入术（图 1.46~ 图 1.58；视频 1.46~视频 1.57）。

图 1.46　经食管超声心动图食管中段升主动脉长轴观显示局部主动脉瓣钙化。LA，左心房；LV，左心室；AO，主动脉

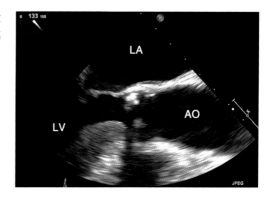

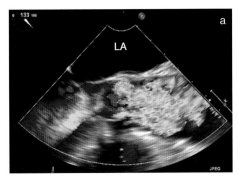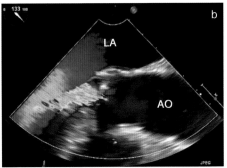

图 1.47 彩色多普勒超声显示钙化主动脉瓣水平的收缩期湍流及舒张期中度主动脉瓣反流。LA,左心房;AO,主动脉

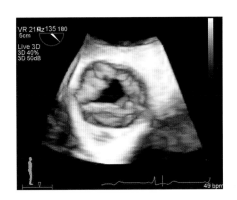

图 1.48 三维超声主动脉根部短轴观显示主动脉瓣膜开放受限,瓣口面积减小

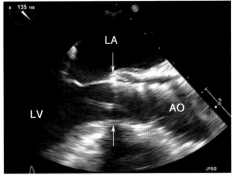

图 1.49 经导管主动脉瓣植入术中,CoreValve位置(箭头指向)低于主动脉窦部基底缘,可导致瓣膜移位。LA,左心房;LV,左心室;AO,主动脉

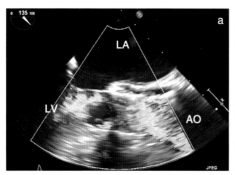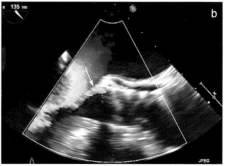

图 1.50 彩色多普勒超声显示通过 CoreValve 的收缩期层流(a),及舒张期轻度瓣周漏(箭头指向,b)。LA,左心房;LV,左心室;AO,主动脉

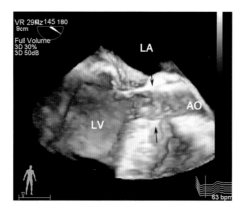

图 1.51 三维超声心动图显示 CoreValve 的植入位置(箭头指向)低于主动脉窦部基底缘。LA,左心房;LV,左心室;AO,主动脉

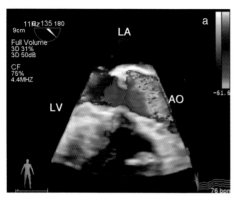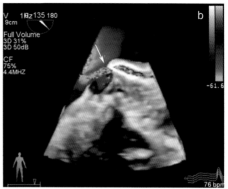

图 1.52　三维彩色多普勒超声显示通过 CoreValve 的收缩期层流（a），及舒张期轻度瓣周漏（箭头指向，b）。LA，左心房；LV，左心室；AO，主动脉

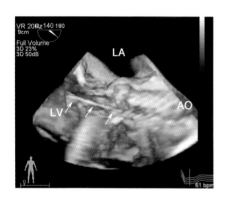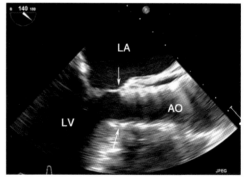

图 1.53　为了防止并发症发生，瓣中瓣植入术在前次手术后立刻进行，可见导引导管（箭头指向）位于原先的 CoreValve 内。LA，左心房；LV，左心室；AO，主动脉

图 1.54　瓣中瓣植入术后，可见 CoreValve 的位置（箭头指向）高于主动脉窦部基底缘。LA，左心房；LV，左心室；AO，主动脉

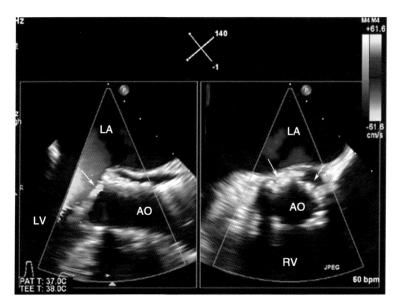

图 1.55 彩色多普勒超声 x-plane 模式显示微量主动脉瓣周漏(箭头指向)。LA,左心房;LV,左心室;AO,主动脉;RV,右心室

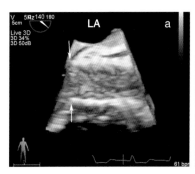 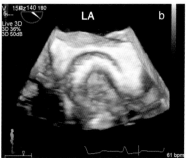

图 1.56 三维超声心动图升主动脉长轴(a)和主动脉根部短轴(b)观显示 CoreValve(箭头指向)高于主动脉窦部基底缘,即合适的植入位置。LA,左心房

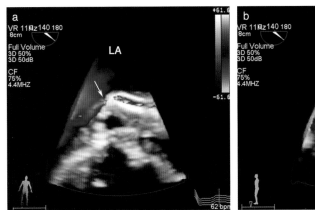
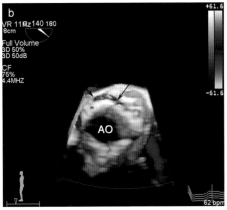

图 1.57 三维彩色多普勒超声升主动脉长轴（a）和主动脉根部短轴（b）观显示微量主动脉瓣周反流（箭头指向）。LA，左心房；AO，主动脉

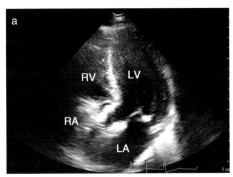
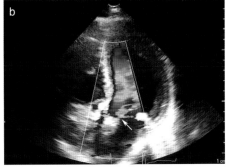

图 1.58 经导管主动脉瓣植入术后 3 个月随访,经胸心尖五腔心观可见瓣膜功能正常（a）,彩色多普勒超声显示瓣周反流减少（箭头指向,b）。LA,左心房；LV,左心室；RA,右心房；RV,右心室

经导管主动脉瓣植入术后由于植入的瓣膜位置异常而导致的严重瓣周漏并非罕见,瓣膜位置异常一般发生于瓣膜释放之后并可导致血流动力学异常。在一些特定病例中,可以在位置异常的瓣膜内再植入第二个瓣膜,临床和超声心动图均显示其效果良好。瓣中瓣植入技术为急性重度瓣周漏患者提供了一

个可行的治疗方法,且无需依赖于紧急手术。

(吴越铭　译,杜昕　校)

1.8　David 术后 CoreValve 中的 SAPIEN 瓣膜植入术

　　患者男,32 岁,因重度主动脉瓣反流致呼吸困难和冷汗入院。既往曾接受过 David 术、主动脉右冠瓣和无冠瓣修复、升主动脉重建、右冠状动脉和左冠状动脉再植入及冠状动脉瘘结扎术并因感染性心内膜炎史接受数月抗生素治疗(图 1.59~ 图 1.71;视频 1.59~ 视频 1.69)。

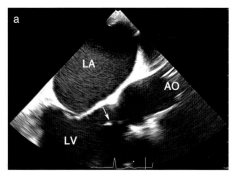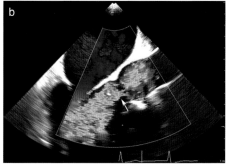

图 1.59　经食管超声心动图食管中段升主动脉长轴观显示主动脉瓣脱入左心室流出道(箭头指向,a),彩色多普勒超声显示重度主动脉瓣反流(箭头指向,b)。LA,左心房;LV,左心室;AO,主动脉

　　对于 CoreValve 植入位置过低和瓣周漏的病例,实施瓣中瓣手术可能是必要的。CoreValve-in-CoreValve 植入会妨碍将来的冠状动脉介入手术(若需要)中冠状动脉开口的扩张。因此,我们极力推荐 SAPIEN-in-CoreValve 植入技术,这种方法在冠状动脉开口处仅保留一层金属结构;另外,CoreValve 可作为无钙化主动脉瓣的刚性构架和 SAPIEN 瓣膜附着的瓣环。单纯性主动脉瓣反流的相似病例也可考虑采用 SAPIEN-in-CoreValve 植入术。

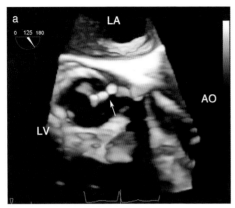
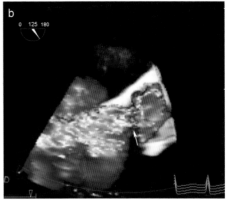

图 1.60 三维超声心动图升主动脉长轴观显示主动脉瓣脱入左心室流出道(箭头指向,a),彩色多普勒超声显示重度主动脉瓣反流(箭头指向,b)。LA,左心房;LV,左心室;AO,主动脉

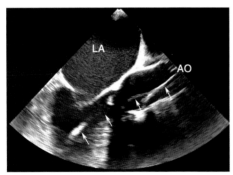
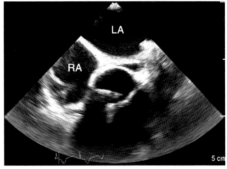

图 1.61 经导管主动脉瓣植入术中,X-plane 模式显示导引导管(箭头指向)首先通过脱垂的主动脉瓣口。LA,左心房;RA,右心房;AO,主动脉

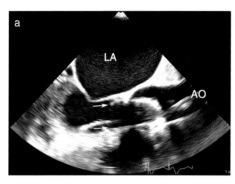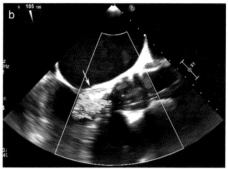

图 1.62 推送 CoreValve(31mm,箭头指向,a)并展开,但 CoreValve 向下移位且复位失败导致重度瓣周漏(箭头指向,b)。LA,左心房;AO,主动脉

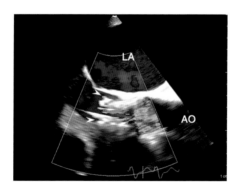

图 1.63 实施瓣中瓣植入术,推送 SAPIEN 瓣膜(29mm,箭头指向)至原 CoreValve 内并展开。LA,左心房;AO,主动脉

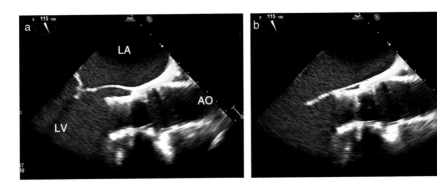

图 1.64　经导管植入两枚心脏瓣膜后，食管中段升主动脉长轴观显示内部 SAPIEN 瓣膜收缩期和舒张期功能均正常。LA，左心房；LV，左心室；AO，主动脉

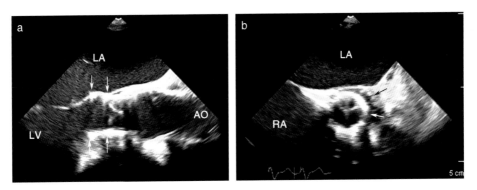

图 1.65　X-plane 视图：左图显示 CoreValve 位置（左侧箭头指向）比 SAPIEN 瓣膜（右侧箭头指向）更深；右图显示 SAPIEN 瓣膜（白色箭头指向）位于 CoreValve（黑色箭头指向）内。LA，左心房；LV，左心室；AO，主动脉；RA，右心房

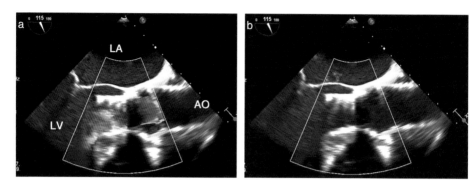

图 1.66 经导管主动脉瓣植入术后,彩色多普勒超声显示瓣膜口收缩期无湍流(a),舒张期仅可见微量瓣周漏(b)。LA,左心房;LV,左心室;AO,主动脉

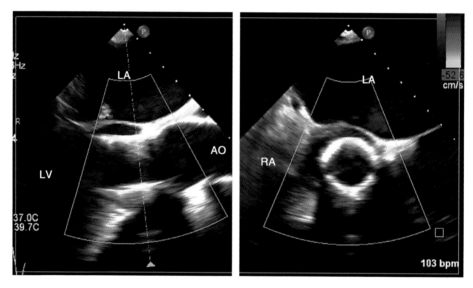

图 1.67 经导管主动脉瓣植入术后,彩色多普勒超声 X-plane 模式显示瓣口无湍流,也无显著瓣周漏。LA,左心房;LV,左心室;AO,主动脉;RA,右心房

视频1.67

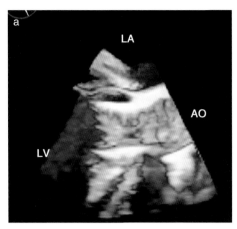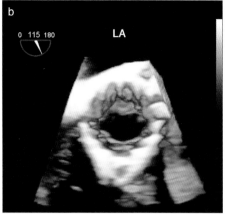

图 1.68　三维超声升主动脉长轴（a）和主动脉根部短轴（b）观显示内部 SAPIEN 瓣膜功能正常。LA，左心房；LV，左心室；AO，主动脉

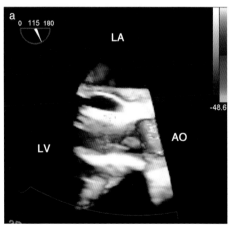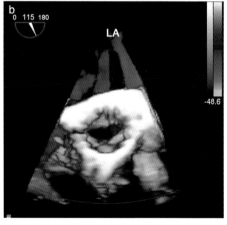

图 1.69　三维彩色多普勒超声升主动脉长轴（a）和主动脉根部短轴（b）观显示瓣口无湍流，也无显著瓣周漏。LA，左心房；LV，左心室；AO，主动脉

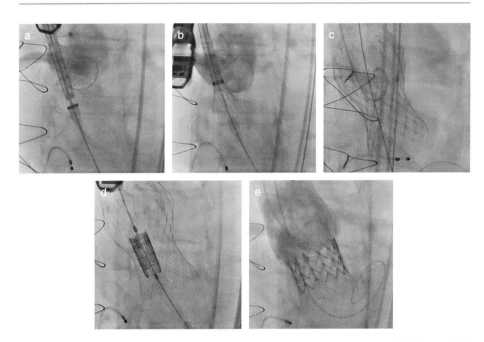

图1.70 经导管主动脉瓣植入术中主动脉根部造影:(a)压缩的CoreValve紧贴原主动脉壁;(b)随后CoreValve由支架近端向远端展开;(c)支架展开后,导丝保留在CoreValve中;(d)SAPIEN瓣膜由球囊扩张导管推送至CoreValve的位置;(e)最后,SAPIEN瓣膜在原主动脉瓣环水平展开

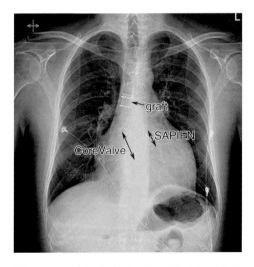

图1.71 胸部X线检查显示既往外科手术的升主动脉人工血管、CoreValve及SAPIEN瓣膜

（吴越铭 译,杜昕 校）

1.9 SAPIEN 瓣膜植入术中左回旋支的显示

患者女,65 岁,既往患有肥厚型心肌病史,未规律进行药物治疗。因端坐呼吸、意识丧失入院,急诊室检查发现肺水肿及严重主动脉瓣狭窄,心内科会诊后实施经导管主动脉瓣植入术(图 1.72~图 1.81;视频 1.72~视频 1.81)。

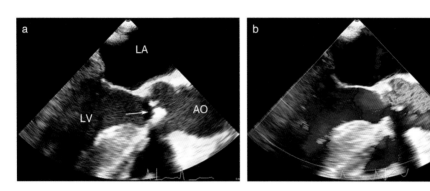

图 1.72 经食管超声心动图食管中段升主动脉长轴观显示钙化的主动脉瓣(箭头 a)导致主动脉瓣开放间距缩小,彩色多普勒显示左心室流出道湍流血流(b)。LA,左心房;LV,左心室;AO,主动脉

开胸缝合术中,术者是通过直视下仔细观察冠状动脉位置,避免人工瓣膜植入或结扎时阻塞冠状动脉。然而,经导管主动脉瓣植入术是在经食管超声心动图引导下进行的,不能清晰直观地显示每一个体的冠状动脉;因此,X 线计算机断层扫描是定位冠状动脉位置的理想工具。

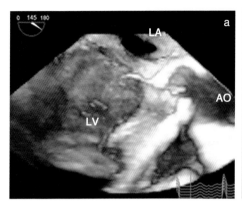
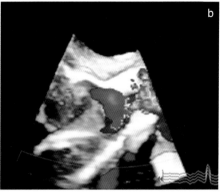

图1.73 经食管三维超声心动图食管中段升主动脉长轴观显示钙化的主动脉瓣导致主动脉瓣开放间距缩小(a),造成左心室流出道血流呈湍流状态(b)。LA,左心房;LV,左心室;AO,主动脉

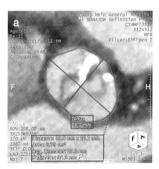
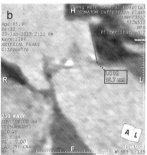
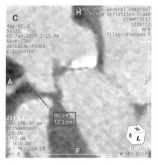

图1.74 X线计算机断层扫描主动脉瓣横断面显示钙化主动脉瓣的直径、周长和面积(a)及左、右冠状动脉位置和高度(b和c)

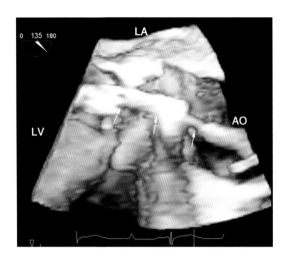

图 1.75 经导管主动脉瓣植入术中,显示导引鞘(箭头)向前穿过主动脉瓣。LA,左心房;LV,左心室;AO,主动脉

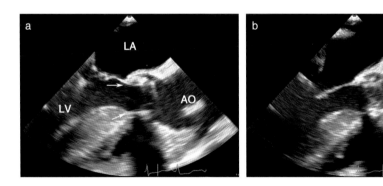

图 1.76 经导管主动脉瓣植入术后,显示人工瓣膜(箭头)收缩期(a)和舒张期(b)功能均正常。LA,左心房;LV,左心室;AO,主动脉

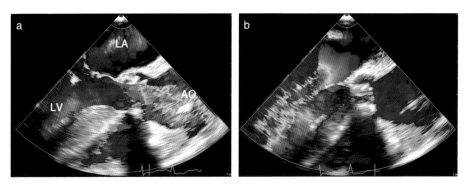

图 1.77 彩色多普勒超声心动图升主动脉长轴观显示经导管主动脉瓣植入术后人工主动脉瓣（a）未见湍流血流，仅有微量瓣周漏（b）。LA，左心房；LV，左心室；AO，主动脉

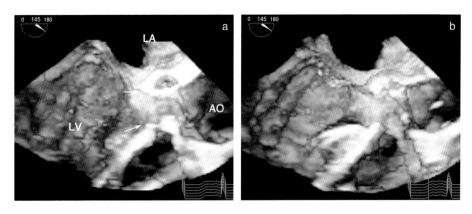

图 1.78 三维超声心动图升主动脉长轴观显示人工瓣膜（箭头）位置正常，收缩期（a）和舒张期（b）功能均正常。LA，左心房；LV，左心室；AO，主动脉

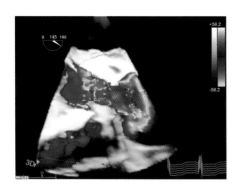
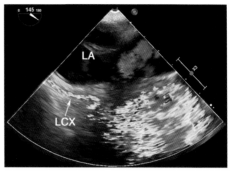

图 1.79　三维彩色多普勒超声心动图升主动脉长轴观显示经导管主动脉瓣植入术后人工主动脉瓣（a）未见湍流血流，仅有微量瓣周漏（b）

图 1.80　超声心动图食管中段瓦氏窦水平断面，彩色多普勒显示左回旋支。LA，左心房；LCX，冠状动脉左回旋支

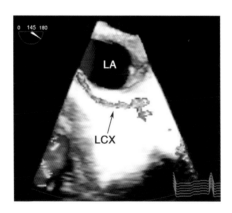

图 1.81　三维超声心动图食管中段瓦氏窦水平断面，彩色多普勒显示左回旋支。LA，左心房；LCX，冠状动脉左回旋支

（谢满琼　译，荆波　校）

1.10　SAPIEN 瓣膜植入术后左心室功能改善

　　患者男,81 岁,既往有重度主动脉瓣狭窄、冠状动脉粥样硬化、高血压及高脂血症病史。以进行性劳力性呼吸困难月余为主诉入院。心脏听诊提示心尖部 3/6 级收缩期杂音,并向主动脉瓣听诊区传导。遂实施经导管主动脉瓣介入治疗(图 1.82~ 图 1.93;视频 1.82~ 视频 1.93)。

　　经导管主动脉瓣植入术后,血流动力学改善反映了左心室收缩功能的提高。此外,经导管主动脉瓣植入术对左心室重构、改善心肌肥厚、提高神经激素活性及左心室舒张功能等均有积极作用。

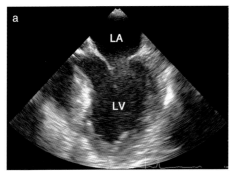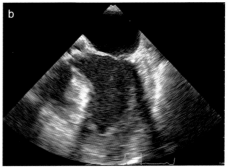

图 1.82　经食管超声心动图食管中段四腔心观显示舒张期(a)和收缩期(b)左心室收缩功能降低。LA,左心房;LV,左心室

图 1.83　经食管超声心动图食管中段升主动脉长轴观显示钙化的主动脉瓣导致主动脉瓣开放间距缩小。LA,左心房;LV,左心室;AO,主动脉

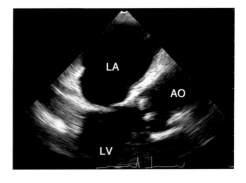

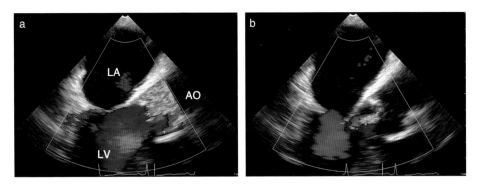

图1.84 彩色多普勒显示增厚的主动脉瓣导致左心室流出道出现收缩期湍流血流（a），舒张期出现少量反流血流。LA，左心房；LV，左心室；AO，主动脉

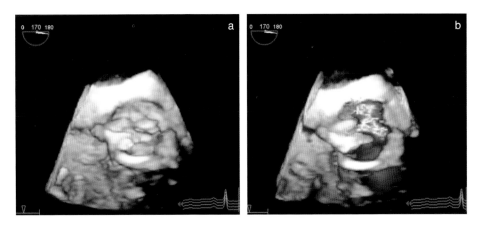

图1.85 经食管三维超声心动图显示主动脉瓣明显钙化引起主动脉瓣口缩小（a），导致左心室流出道血流紊乱（b）

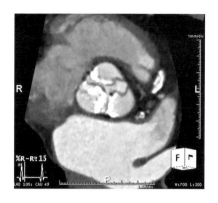

图 1.86 X 线计算机断层扫描瓦氏窦水平断面：显示主动脉瓣缘严重钙化导致主动脉瓣口明显缩小

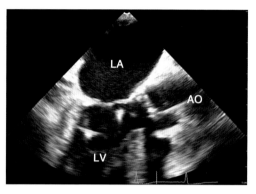

图 1.87 经导管主动脉瓣植入术中，显示导引鞘向前穿过主动脉瓣。LA，左心房；LV，左心室；AO，主动脉

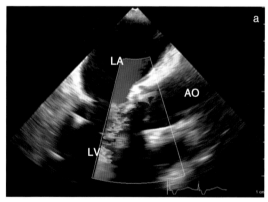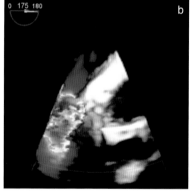

图 1.88 人工瓣膜植入术后，二维彩色多普勒（a）和三维彩色多普勒（b）均显示轻度瓣周反流。LA，左心房；LV，左心室；AO，主动脉

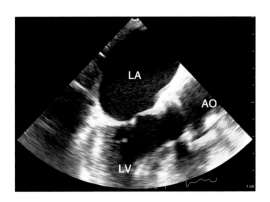

图 1.89　人工瓣膜完全开放时功能正常。LA，
左心房；LV，左心室；AO，主动脉

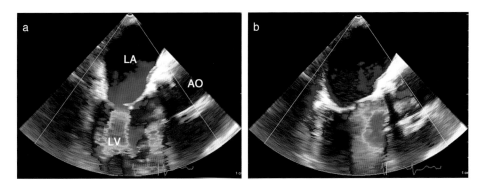

图 1.90　人工瓣膜完全开放时无湍流通过（a），瓣周反流减少至微量（b）。LA，左心房；LV，
左心室；AO，主动脉

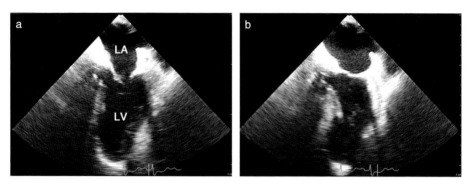

图 1.91 经食管超声心动图食管中段四腔心观:舒张期(a)和收缩期(b)显示术后左心室收缩功能改善至正常范围。LA,左心房;LV,左心室

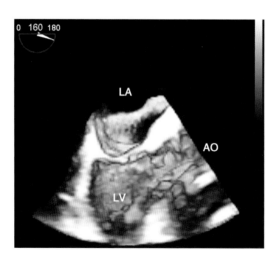

图 1.92 经食管三维超声心动图食管中段升主动脉长轴观:显示左心室射血分数提高,人工瓣膜位置固定。LA,左心房;LV,左心室;AO,主动脉

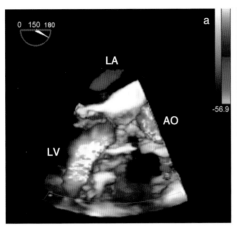
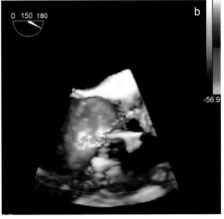

图1.93　三维彩色多普勒超声心动图升主动脉长轴观：显示经导管主动脉瓣植入术后人工主动脉瓣（a）收缩期未见湍流血流，舒张期可见微量瓣周反流（b）。LA，左心房；LV，左心室；AO，主动脉

（谢满琼　译，荆波　校）

1.11　CoreValve植入过程中发现的动脉粥样硬化

　　患者男，85岁，既往患有高血压、高脂血症、慢性肾衰竭和冠状动脉3支血管病变，因胸闷、端坐呼吸就诊，发现主动脉瓣重度狭窄合并反流。遂实施经导管主动脉瓣植入术（图1.94~ 图1.106；视频1.94~ 视频1.105）。

　　经食管超声心动图有助于检测动脉粥样硬化斑块的严重程度并进行分级，此外，还可以明确动脉粥样硬化斑块的位置和大小，以降低溶栓并发症和脑卒中风险。超声影像显示的动脉粥样硬化斑块是内膜表面的不规则增厚高回声。经股动脉的主动脉瓣植入术造成主动脉弓粥样硬化斑块脱落引起的脑卒中风险降低，尽管几乎所有经导管主动脉瓣置换术的患者均能检测到脑缺血，然而这些脑缺血灶与神经功能无关。

　　该患者经导管主动脉瓣植入术中发现主动脉管腔内的斑块大小超过5mm，未再接受进一步治疗。

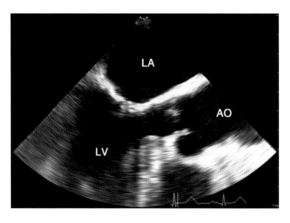

图 1.94 经食管超声心动图食管中段升主动脉长轴观显示增厚的主动脉瓣及二尖瓣,瓣口开放间距缩小。LA,左心房;LV,左心室;AO,主动脉

视频1.94

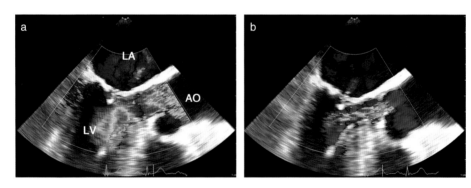

图 1.95 彩色多普勒显示增厚的主动脉瓣导致左心室流出道出现收缩期湍流血流(a),舒张期出现中等量反流血流(b)。LA,左心房;LV,左心室;AO,主动脉

视频1.95

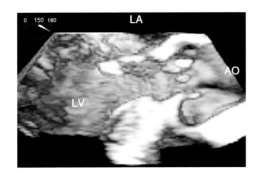

图 1.96　三维超声心动图升主动脉长轴观显示增厚的主动脉瓣导致主动脉瓣开放间距缩小。LA，左心房；LV，左心室；AO，主动脉

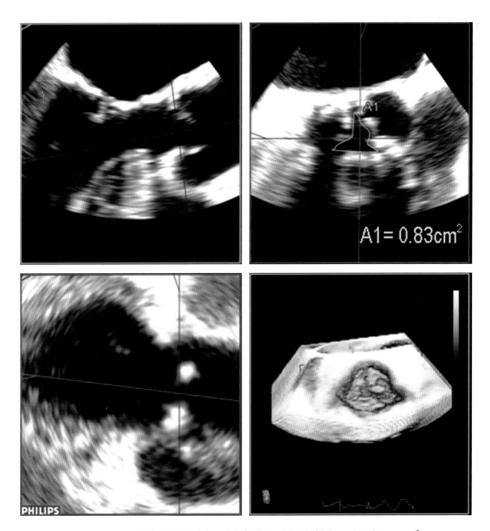

图 1.97　三维成像技术多切面重建后显示主动脉瓣口面积为 0.83cm^2

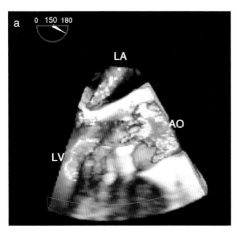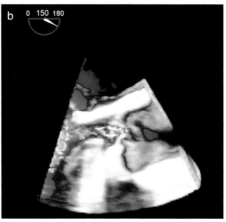

图 1.98 三维彩色多普勒显示左心室流出道收缩期湍流血流（a），舒张期主动脉瓣中等量反流（b）。LA，左心房；LV，左心室；AO，主动脉

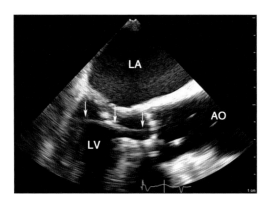

图 1.99 经导管主动脉瓣植入术中显示导引鞘（箭头）经主动脉瓣进入左心室腔并输送人工瓣膜。LA，左心房；LV，左心室；AO，主动脉

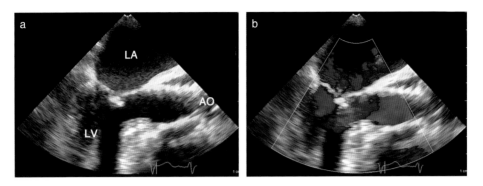

图 1.100　显示人工瓣释放并固定后(a)仅存在微量瓣周反流(b)。LA,左心房;LV,左心室;AO,主动脉

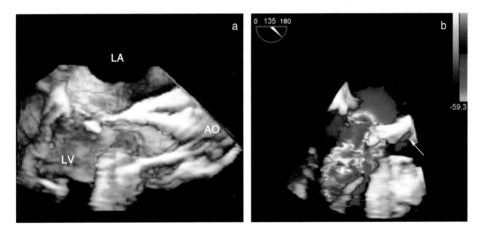

图 1.101　三维图像显示人工瓣膜位置固定(a),微量瓣周反流(箭头,b)。LA,左心房;LV,左心室;AO,主动脉

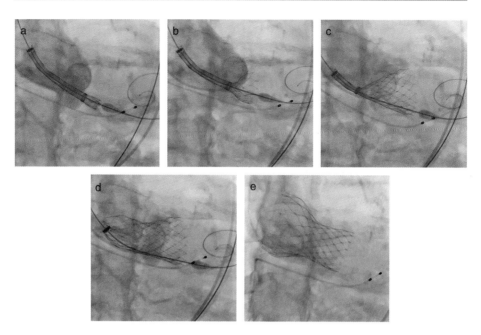

图 1.102　人工瓣膜植入术中主动脉根部血管造影显示：(a)卷曲的人工瓣膜与主动脉瓣对齐；(b)人工瓣膜从近端开始向远端缓慢释放（c、d）；(e)瓣膜释放后，人工瓣膜与导管分离，撤离猪尾巴导管

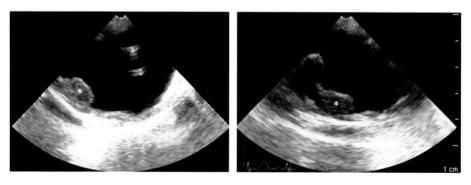

图 1.103　经食管超声心动图降主动脉近端断面：使用 X-plane 技术显示动脉粥样硬化斑块形成

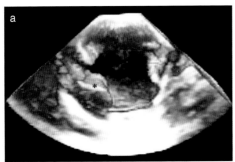
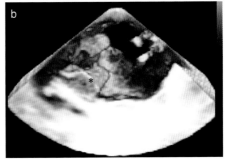

图 1.104　经导管主动脉瓣植入术中,三维超声心动图 TEE 降主动脉近端断面(a 和 b)显示动脉粥样硬化斑块形成(*)

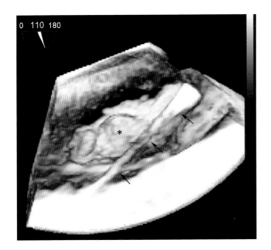

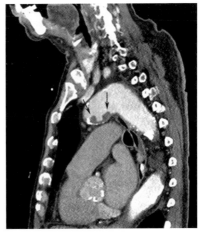

图 1.105　经导管主动脉瓣植入术中显示导丝(箭头)进入降主动脉时,跨过粥样硬化斑块(*)

图 1.106　既往计算机断层扫描矢状面图像证实动脉粥样硬化伴斑块形成(箭头所指)

(谢满琼　译,荆波　校)

推荐阅读

1. Maurizio T, Andrew S, Francesco M, et al. First-in-man case report of the use of an Edwards-Sapien valve to treat a regurgitant CoreValve aortic valve prosthesis. Catheter Cardiovasc Interv. 2010;75:51–5.
2. Philipp K, Stephan CK, Marc S, et al. Silent and apparent cerebral ischemia after percutaneous transfemoral aortic valve implantation: a diffusion-weighted magnetic resonance imaging study. Circulation. 2010;121:870–8.
3. Peter LH, Justus TS, Uta H, et al. Transapical valve implantation after David operation and stenting of the descending aorta. Ann Thorac Surg. 2010;90:2035–7.
4. Namal W, Jian Y, Josep RC, et al. Transcatheter aortic valve implantation in patients with bicuspid aortic valve stenosis. J Am Coll Cardiol Interv. 2010;3:1122–5.
5. Michael G, Michael L, Waldemar B, et al. Hemodynamic results and changes in myocardial function after transcatheter aortic valve implantation. Am Heart J. 2010;159:926–32.
6. Gian U, Marco B, Angelo R, et al. The valve-in-valve technique for treatment of aortic bioprosthesis malposition: an analysis of incidence and 1-year clinical outcomes from the Italian CoreValve registry. J Am Coll Cardiol. 2011;57:1062–8.
7. John DC, John GW. Structural heart disease interventions. Philadelphia: Lippincott Williams & Wilkins; 2012. Chap. 18–20.
8. David H, Jeffrey J, Michael J, et al. Transcatheter aortic-valve replacement with a self-expanding prosthesis. N Engl J Med. 2014;370:1790–8.
9. John ML, Jason HR. Interventional procedures for adult structural heart disease. Philadelphia: Elsevier; 2014. Chap. 6, 7.
10. Vaquerizo B, Spaziano M, Alali J, et al. Three-dimensional echocardiography vs. computed tomography for transcatheter aortic valve replacement sizing. Eur Heart J Cardiovasc Imaging. 2015;17:15–23.
11. Khalique OK, Hamid NB, Kodali SK, et al. Improving the accuracy of effective orifice area assessment after transcatheter aortic valve replacement: validation of left ventricular outflow tractdiameter and pulsed-wave Doppler location and impact of three-dimensional measurements. J Am Soc Echocardiogr. 2015;28(11):1283–93.
12. Torsten PV, Susheel KK, Martin BL. Transcatheter aortic valve replacement 2016: a modern-day "through the looking-glass" adventure. J Am Coll Cardiol. 2016;67:1472–87.
13. George DD, Jeffrey IW, Gennaro G, et al. Prosthetic heart valve thrombosis. J Am Coll Cardiol. 2016;68:2670–89.

瓣中瓣治疗

2

2.1 引言

经导管"瓣中瓣"植入术可有效治疗人工生物瓣膜功能衰败,并为许多无法接受再次外科换瓣手术的高危患者提供了再次手术置换瓣膜的替代方案。生物瓣膜来自动物或人体组织,其中最常用的是猪和牛的瓣膜组织。生物瓣功能障碍通常由瓣膜钙化所致,引起瓣膜狭窄和/或反流及瓣周漏。瓣周漏与瓣口反流不同,由于瓣中瓣植入不能有效治疗瓣周漏,因此必须进行介入封堵治疗。

经导管瓣中瓣植入术中使用的瓣膜大多数都是 SAPIEN 瓣膜、CoreValve 和 Lotus 瓣膜。手术路径的选择取决于生物瓣膜的位置和输送血管的路径。应用"瓣中瓣"技术治疗生物瓣衰败,既可经股动脉路径,也可经心尖微创路径进行。经心尖微创路径更适于治疗二尖瓣生物瓣衰败。

本章论述了主动脉瓣、二尖瓣或双瓣人工瓣膜衰败病例的诊断、诊疗技术和治疗结果,同时也论述了"瓣中瓣"植入及瓣周漏的封堵器植入。

(王莉莉 译,孙媛媛 校)

2.2 Lotus 瓣膜二尖瓣环中瓣植入术

患者男,72 岁,12 年前因重度二尖瓣反流曾行二尖瓣环成形术,同时合并冠状动脉硬化性疾病、高脂血症和痛风性关节炎等接受药物治疗。最近,因劳力性呼吸困难和声音嘶哑就诊,辅助检查提示再发性二尖瓣反流。因此,我们进行了二尖瓣瓣中瓣置换术(图 2.1~ 图 2.6;视频 2.1~ 视频 2.6)。

若符合治疗指征,二尖瓣修复术(包括大多数病例的二尖瓣环成形术)是二尖瓣反流的首选治疗方法。再次手术是二尖瓣修复术失败的常规治疗方法,但再次手术治疗对老年患者风险较高。实验表明经导管二尖瓣置换术是治疗二尖瓣环成形术后功能衰败的有效方法,可以降低并发症发生率。

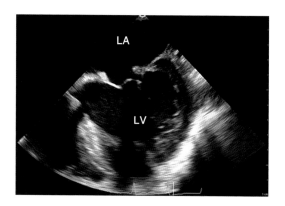

图 2.1　经食管超声心动图食管中段四腔心切面，显示二尖瓣成形术后心功能障碍合并二尖瓣叶腱索断裂。LA，左心房；LV，左心室

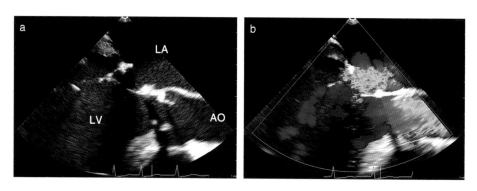

图 2.2　经食管超声心动图食管中段长轴切面，显示收缩期（a）二尖瓣腱索断裂导致瓣膜关闭不全，彩色多普勒显示重度二尖瓣反流（b）。LA，左心房；LV，左心室；AO，主动脉

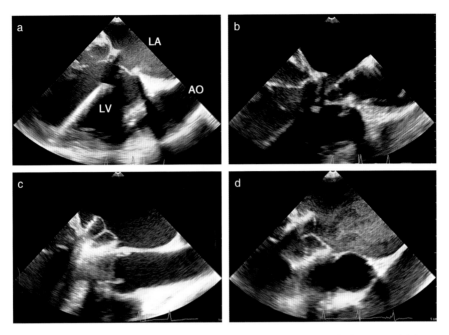

图2.3 瓣中瓣手术过程中采用逆行经心尖入路，（a）穿刺针直接进入二尖瓣环，
（b）引导导管植入二尖瓣环成形环，（c）Lotus瓣膜定位，未完全释放，（d）Lotus瓣膜
完全释放，功能正常。LA，左心房；LV，左心室；AO，主动脉

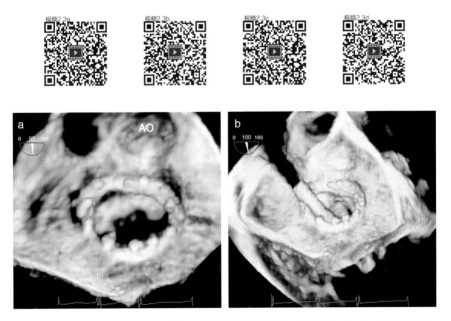

图2.4 二尖瓣三维切面显示：（a）二尖瓣成形术后瓣叶功能不全，（b）二尖瓣环植入
术中，引导导管进入二尖瓣环

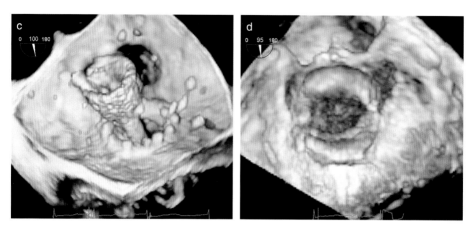

图 2.4(续) 二尖瓣三维切面显示:(c)Lotus 瓣膜释放并定位于二尖瓣成形环,(d)全部操作过程完成后,胸部透视显示 Lotus 瓣膜功能正常。AO,主动脉

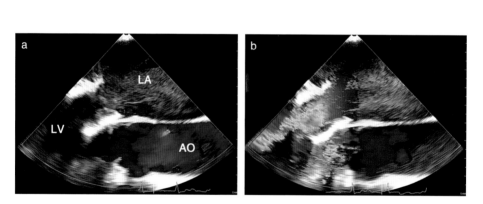

图 2.5 术后食管中段长轴彩色多普勒:显示收缩期微量反流(a),舒张期二尖瓣口未见明显五彩镶嵌样血流(b)。LA,左心房;LV,左心室;AO,主动脉

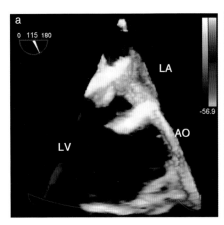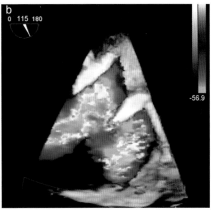

图 2.6 术后三维彩色多普勒：显示收缩期微量反流（a），舒张期二尖瓣口未见明显五彩镶嵌样血流（b）。LA，左心房；LV，左心室；AO，主动脉

（王莉莉 译，孙媛媛 校）

2.3 Lotus 瓣膜二尖瓣瓣中瓣植入术

患者女，67 岁，5 年前曾行二尖瓣置换术和冠状动脉旁路移植术，术后 2 年二尖瓣人工瓣功能障碍及重度二尖瓣反流，但患者拒绝再次手术治疗。最近因呼吸困难及胸闷等症状加重进行了二尖瓣瓣中瓣置换术（图 2.7~ 图 2.17；视频 2.7~ 视频 2.17）。

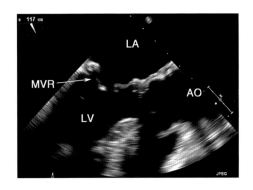

图 2.7 经食管超声心动图食管中段长轴切面：显示二尖瓣置换牛心包瓣膜术后，生物瓣不能正常启闭。LA，左心房；LV，左心室；AO，主动脉；MVR，二尖瓣置换

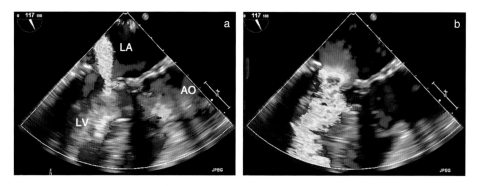

图 2.8 彩色多普勒超声显示收缩期重度二尖瓣反流（a）及舒张期二尖瓣口五彩镶嵌样血流（b）。LA，左心房；LV，左心室；AO，主动脉

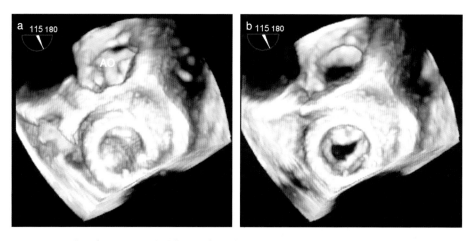

图 2.9 三维超声切面显示收缩期（a）、舒张期（b）；瓣叶增厚、不能正常启闭。AO，主动脉

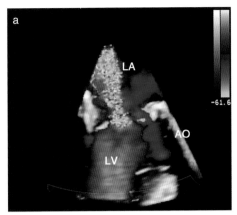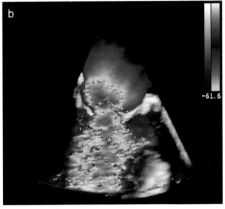

图 2.10　三维彩色多普勒显示:(a) 收缩期重度二尖瓣反流;(b) 舒张期二尖瓣口五彩镶嵌样血流。LA,左心房;LV,左心室;AO,主动脉

视频 2.10

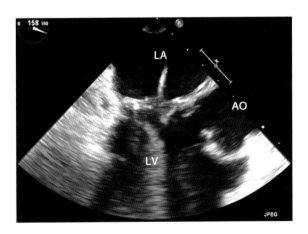

图 2.11　经皮二尖瓣瓣中瓣置换术中:显示输送导管进入二尖瓣生物瓣。LA,左心房;LV,左心室;AO,主动脉

视频 2.11

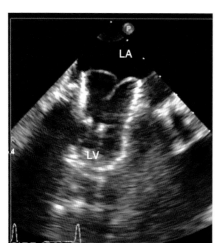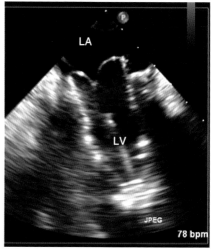

图 2.12　植入术后 X-plane 显示 Lotus 瓣膜(27mm)定位并释放成功。LA,左心房;LV,左心室

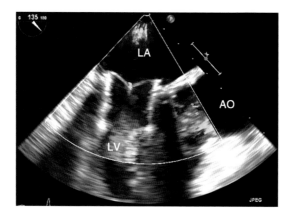

图 2.13　植入术后彩色多普勒超声显示收缩期二尖瓣口微量反流。LA,左心房;LV,左心室;AO,主动脉

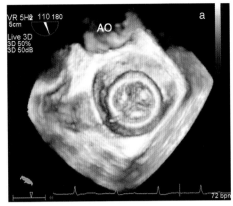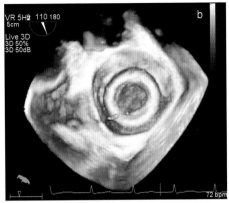

图 2.14　植入术中三维切面显示 Lotus 瓣膜进入衰败的二尖瓣生物瓣（a），但未完全扩张（b）。AO，主动脉

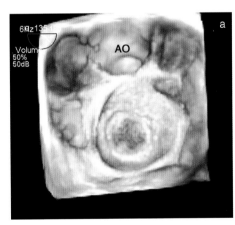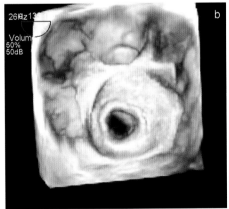

图 2.15　植入术后显示 Lotus 瓣膜位于衰败瓣膜的缝合环内（a），舒张期二尖瓣叶开放良好（b）。AO，主动脉

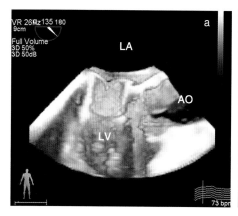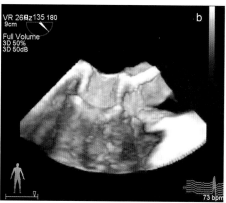

图 2.16 三维超声长轴切面显示植入术后收缩期(a)和舒张期(b),Lotus 瓣定位并释放成功。LA,左心房;LV,左心室;AO,主动脉

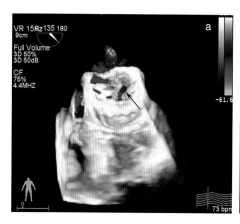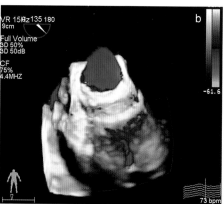

图 2.17 植入术后三维彩色多普勒超声显示:收缩期微量反流(箭头示,a),舒张期瓣口未见明显五彩镶嵌样血流(b)

生物瓣膜功能衰败可能与瓣膜功能障碍及非瓣膜功能障碍或两者并存有关。瓣膜功能障碍是由于瓣叶磨损、钙化或心内膜炎引起瓣叶破坏等导致瓣膜退行性变而引起。一般来说，钙化导致的功能障碍是瓣膜狭窄，瓣叶破坏导致的功能障碍则是瓣膜反流；瓣叶磨损引起的功能障碍伴有钙化及瓣叶对合异常，则常见瓣膜狭窄和反流共存。

（王莉莉　译，孙媛媛　校）

2.4　CoreValve 主动脉瓣中瓣植入术

患者女，64 岁，6 年前因瓣膜性心脏病行主动脉瓣和二尖瓣置换术，术后 3 年由于人工二尖瓣功能障碍再次行二尖瓣置换术。本次因上腹痛就诊于急诊科，听诊可闻及 3/6 级收缩期杂音，超声心动图显示重度主动脉瓣关闭不全，确诊为感染性心内膜炎，建议抗生素治疗并手术干预(图 2.18~ 图 2.26；视频 2.18~ 视频 2.25)。

在所有心脏瓣膜病中，主动脉瓣置换的手术比例最高，因此主动脉瓣位瓣中瓣植入术的概率也最大。

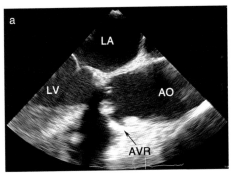
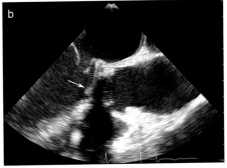

图 2.18　经食管超声心动图食管中段长轴观：(a)患者曾行二尖瓣和主动脉瓣置换术(21mm 猪心瓣)，(b)高活动性异常回声(箭头)附着于主动脉位生物瓣上，舒张期脱入左心室。LA，左心房；LV，左心室；AO，主动脉；AVR，主动脉瓣置换

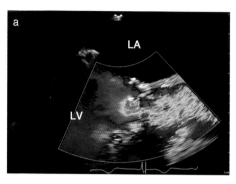
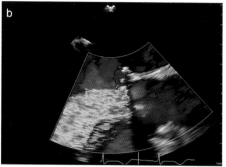

图 2.19　彩色多普勒显示五彩镶嵌血流收缩期通过主动脉生物瓣（a），舒张期可见主动脉瓣重度关闭不全（b）。LA，左心房；LV，左心室

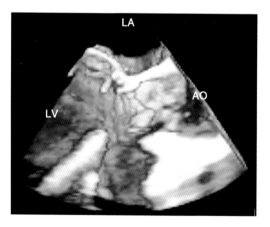

图 2.20　三维超声长轴观显示之前外科手术植入的主动脉瓣及二尖瓣生物瓣。LA，左心房；LV，左心室；AO，主动脉

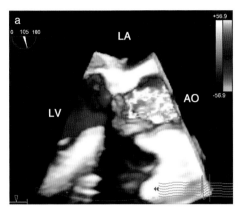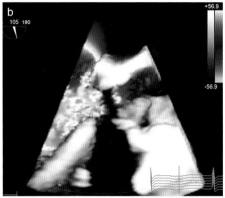

图 2.21 三维彩色多普勒显示五彩镶嵌血流收缩期通过主动脉生物瓣(a),舒张期可见主动脉瓣重度关闭不全(b)。LA,左心房;LV,左心室;AO,主动脉

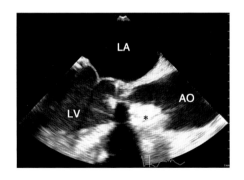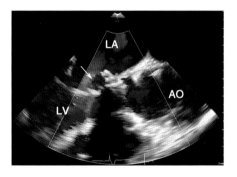

图 2.22 经导管主动脉瓣中瓣植入术中,显示 CoreValve(星号)进入原生物瓣口。LA,左心房;LV,左心室;AO,主动脉

图 2.23 CoreValve 首次扩张后,彩色多普勒血流显示中度瓣周反流(箭头)。LA,左心房;LV,左心室;AO,主动脉

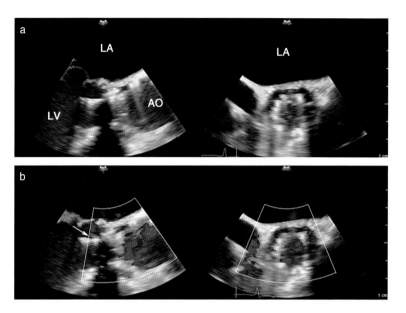

图 2.24 主动脉长轴及主动脉根部短轴观显示 CoreValve 释放后瓣膜位置良好、功能正常（a），彩色多普勒显示仅遗留微量瓣周漏（箭头）（b）。LA，左心房；LV，左心室；AO，主动脉

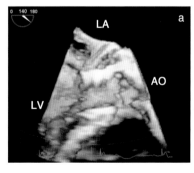
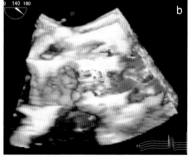

图 2.25 瓣中瓣植入术后三维超声长轴观显示 CoreValve 位置良好、功能正常（a），彩色多普勒仅遗留微量瓣周漏（箭头）（b）。LA，左心房；LV，左心室；AO，主动脉

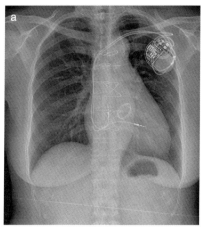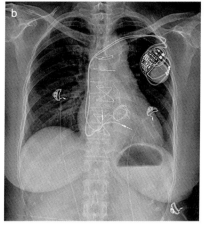

图 2.26　主动脉瓣和二尖瓣置换术后胸部 X 线（a）及经导管主动脉瓣中瓣膜植入术（b）后，显示胸骨劈开的金属导丝和主动脉生物瓣瓣环内的 CoreValve

（张楠　译，孙宪　校）

2.5　SAPIEN 主动脉瓣及二尖瓣瓣膜联合植入术

患者男，67 岁，因劳力性呼吸困难和四肢无力入院，合并有高血压病、房颤和心衰。7 年前曾行冠状动脉搭桥术、主动脉瓣和二尖瓣生物瓣外科置换术（21mm 和 29mm）。超声心动图显示主动脉瓣和二尖瓣重度狭窄及人工瓣膜退行性变引起的中度二尖瓣反流。因此，拟行经导管双瓣膜瓣中瓣植入术（图 2.27~ 图 2.34；视频 2.27~ 视频 2.33）。

这种治疗方法适于那些不适合再次外科手术的瓣膜病患者。影像在经导管介入术中发挥重要作用，超声心动图可以很好地评估复杂的心脏瓣膜结构，而 X 线透视难以做到。然而，由于导管材料产生的伪影，超声心动图对于导管和瓣膜支架的显示不佳。

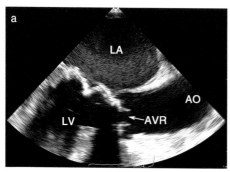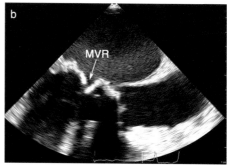

图 2.27　经食管超声心动图食管中段长轴显示：之前主动脉瓣置换和二尖瓣置换的生物瓣退行性变导致瓣膜无法正常打开。收缩期（a）和舒张期（b）分别显示主动脉瓣和二尖瓣狭窄。LA，左心房；LV，左心室；AO，主动脉；AVR，主动脉瓣置换；MVR，二尖瓣置换

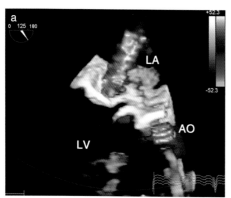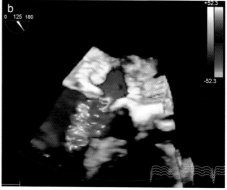

图 2.28　三维彩色多普勒超声显示：(a)收缩期二尖瓣中度反流和主动脉瓣狭窄；(b)舒张期五彩镶嵌血流通过二尖瓣人工生物瓣。LA，左心房；LV，左心室；AO，主动脉

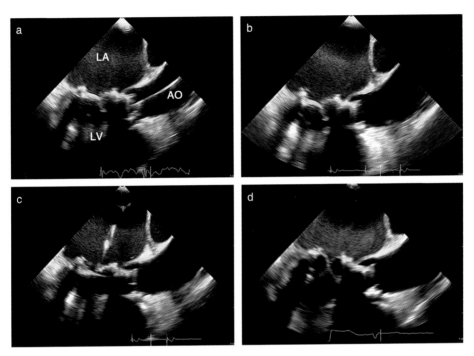

图 2.29　经心尖入路行双瓣膜介入治疗；首先行主动脉瓣植入术，导引导管进入到退行性变的主动脉瓣生物瓣中（a），并在其内植入 SAPIEN 瓣膜（23mm）（b），然后把二尖瓣植入的导引导管送入二尖瓣环，将另一个 SAPIEN 瓣膜（29mm）植入（c），新植入的主动脉瓣和二尖瓣功能正常（d）。LA，左心房；LV，左心室；AO，主动脉

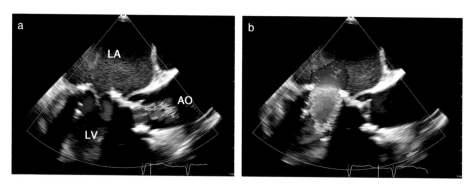

图 2.30 经心尖入路双瓣膜介入治疗术后,彩色多普勒显示仅遗留微量瓣周漏,收缩期(a)和舒张期(b)的主动脉瓣和二尖瓣瓣中瓣口未见五彩镶嵌血流。LA,左心房;LV,左心室;AO,主动脉

视频2.30

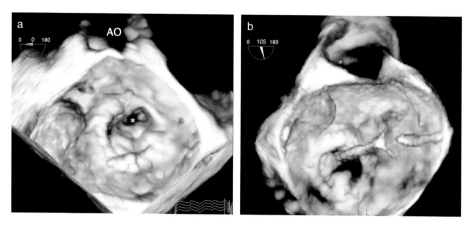

图 2.31 二尖瓣的三维超声视图显示;(a)退行性变的二尖瓣生物瓣瓣口面积变小(星号),(b)瓣中瓣植入术中,引导导管进入二尖瓣环

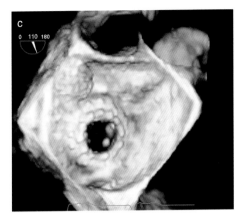

图 2.31（续） 二尖瓣的三维超声视图显示：(c)扩张后的 SAPIEN 瓣膜位置正常。AO，主动脉

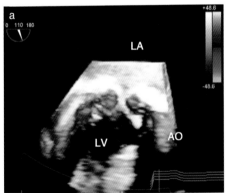 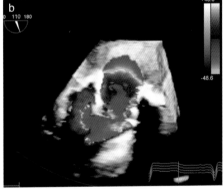

图 2.32 经心尖入路双瓣膜介入治疗术后，三维彩色多普勒显示收缩期未见瓣周漏(a)，瓣口未见五彩镶嵌血流通过(b)。LA，左心房；LV，左心室；AO，主动脉

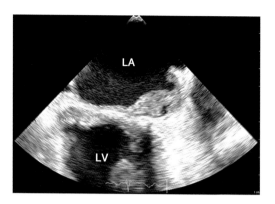

图 2.33 经心尖入路双瓣膜介入治疗术中,左心耳内可见血栓。LA,左心房;LV,左心室

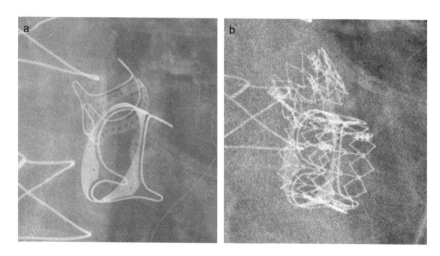

图 2.34 主动脉瓣和二尖瓣置换术后的胸部 X 线检查(a)和经导管主动脉瓣和二尖瓣瓣膜植入术(b),主动脉瓣和二尖瓣生物瓣瓣环中可见 SAPIEN 瓣膜

(张楠 译,孙宪 校)

2.6　封堵器和瓣中瓣植入在二尖瓣瓣周漏中的应用

患者女,64 岁,曾接受过四次二尖瓣及三尖瓣置换术(最后一次手术是 7 年前)。近期因全血细胞减少及严重贫血就诊,超声心动图提示二尖瓣人工瓣功能障碍伴严重瓣周漏,建议行经皮瓣周漏封堵和二尖瓣瓣中瓣植入(图 2.35~图 2.46;视频 2.35~ 视频 2.44)。

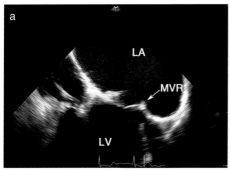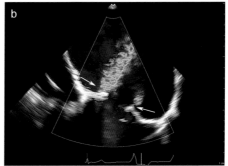

图 2.35　经食管超声心动图四腔心切面:显示曾接受过二尖瓣生物瓣置换术(a),彩色多普勒显示二尖瓣瓣环周围严重瓣周漏(b,箭头所指处)。LA,左心房;LV,左心室;MVR,二尖瓣瓣环

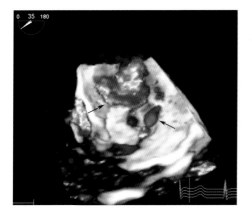

图 2.36　三维彩色多普勒超声左心房面观显示两处瓣周漏(箭头所指处)

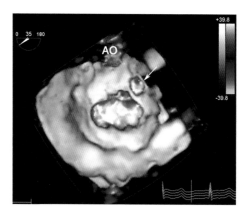

图 2.37 三维彩色多普勒超声俯视图显示残余瓣周漏起源于 2 点钟位置(箭头所指处)。AO,主动脉

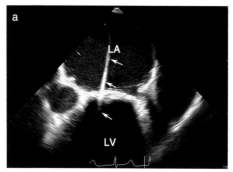
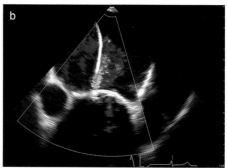

图 2.38 经食管中部长轴切面显示封堵器植入过程,指引导管(箭头,a)经瓣周漏处穿过二尖瓣瓣环平面,彩色多普勒血流成像(b)有助于显示封堵器植入正确位置。LA,左心房;LV,左心室

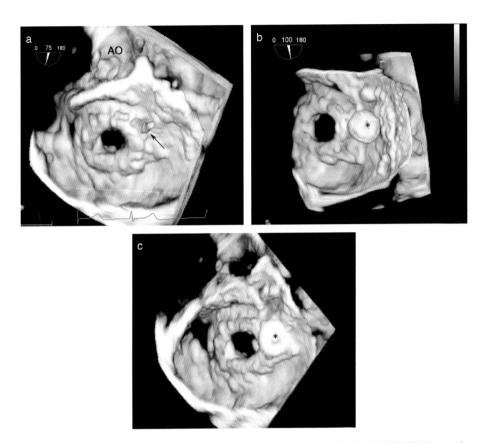

图 2.39 三维超声俯视图显示封堵器植入过程中,导丝经 2 点钟位置的瓣周漏跨过二尖瓣瓣环平面(a 箭头所指处),输送封堵器(星号所示)至心房侧(b)并固定于周围组织后释放(c)。AO,主动脉

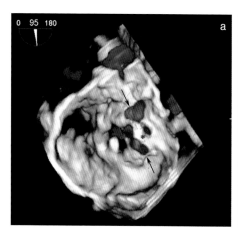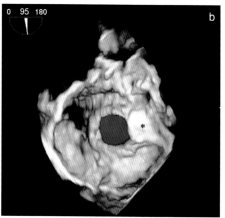

图 2.40 三维彩色多普勒超声显示箭头所指处(图 a)存在收缩期中重度二尖瓣瓣周漏,经皮封堵术后应用彩色多普勒超声确定封堵器位置(图 b 星号所示),最终瓣周漏消失

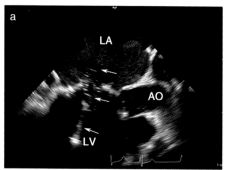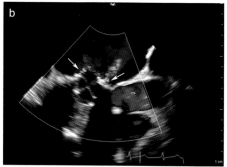

图 2.41 为减少持续存在的瓣周漏,对该患者进行了经导管二尖瓣瓣中瓣植入术。经食管中段长轴切面指引导管(a 箭头所指处)跨过二尖瓣生物瓣环平面,同时释放 29mm 爱德华 SAPIEN 瓣,在该装置完全展开之前,彩色多普勒可清晰显示瓣周漏(b 箭头所指处)。LA,左心房;LV,左心室;AO,主动脉

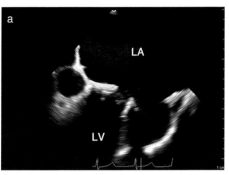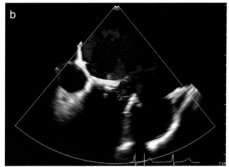

图 2.42　在封堵器和二尖瓣瓣中瓣植入术后,二尖瓣人工瓣膜功能正常(a),术后残余少量瓣周漏(b)。LA,左心房;LV,左心室

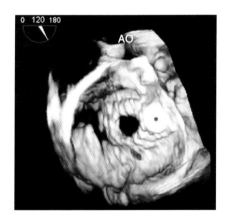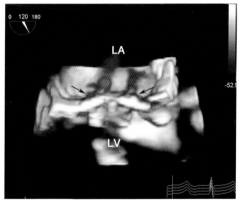

图 2.43　封堵器和二尖瓣瓣中瓣植入术后,三维超声俯视图显示封堵器(星号所示)位置合适且爱德华 SAPIEN 瓣置于二尖瓣生物瓣中。AO,主动脉

图 2.44　封堵器和二尖瓣瓣中瓣植入术后,三维彩色多普勒超声显示少量残余瓣周漏(箭头所示)。LA,左心房;LV,左心室

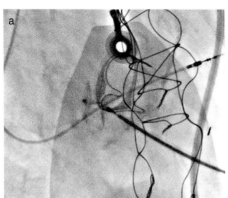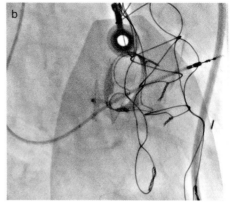

图 2.45 封堵器植入过程 X 线透视显示:(a)封堵器的两个伞盘已打开且未脱离输送导丝;(b)封堵器已释放,位置在二尖瓣生物瓣瓣环边缘

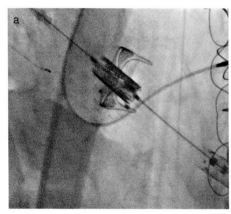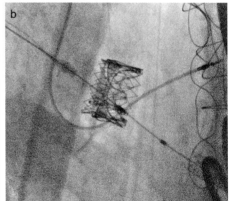

图 2.46 经导管 SAPIEN 瓣植入术中 X 线透视显示:(a)指引导管输送压缩的 SAPIEN 瓣通过二尖瓣生物瓣;(b)SAPIEN 瓣在正确位置释放

对于存在二尖瓣生物瓣反流的患者,要区分是瓣口反流还是瓣周漏,前者可行瓣中瓣植入治疗,后者则不行。对于不适合再次手术的生物瓣瓣周漏患者进行经导管封堵器治疗瓣周漏显然有益。

(郭骏 译,田园 校)

2.7　双封堵器和瓣中瓣植入在二尖瓣瓣周漏中的应用

　　患者男,72 岁,风湿性心脏病伴严重二尖瓣反流。由于反复出现瓣膜反流及瓣周漏,已经历 3 次外科二尖瓣置换术;1997 年进行了第一次瓣膜置换术,2005 年再次手术,2012 年进行了第三次瓣膜置换术。在第三次手术后 4 年,患者出现呼吸困难、四肢下垂部位水肿和溶血性贫血及中度瓣周漏。因此,建议进行经导管二尖瓣瓣中瓣置换术(图 2.47~ 图 2.55;视频 2.47~视频 2.55)。

　　对于伴有严重二尖瓣生物瓣功能衰败需再次手术而又存在高风险的患者来说,经导管介入治疗是一种不错的选择。介入治疗的成功实施有赖于实时超声心动图的引导。经食管超声心动图在准确定位瓣周漏、测量其大小及反流起源方面都起着至关重要的作用,同时在引导和显示封堵器输送过程中起重要作用。三维超声能显示更确切的导管位置,并能显示复杂的心内结构。

　　选择封堵器大小之前要先确定瓣周漏位置。二尖瓣瓣周漏位于 6 点至 9 点钟位置,采取经房间隔路径比较有效;瓣周漏位于 10 点钟至 1 点钟之间,如该患者,则采取经心尖路径是更好的选择。如果瓣周漏较大,呈新月形,采用两个小号封堵器封堵大部分缺损要比使用一个大号封堵器效果更好。

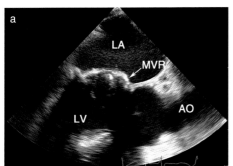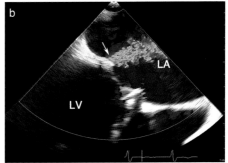

图 2.47　经食管中段长轴切面观(a):显示二尖瓣牛心包瓣膜置换术后,彩色多普勒(b)显示中度瓣周漏(箭头所指)。LA,左心房;LV,左心室;AO,主动脉;MVR,二尖瓣瓣环

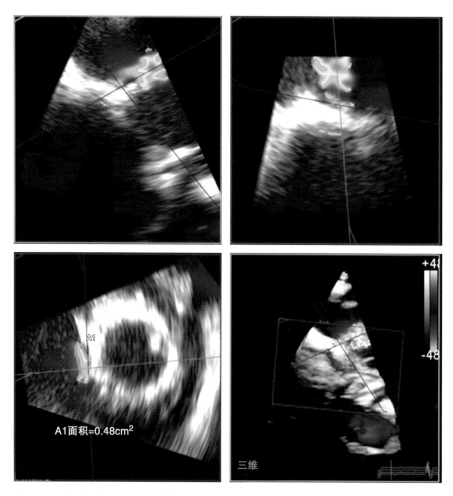

图 2.48　应用三维多平面重建技术,显示瓣周漏起源于 8 点钟至 10 点钟之间,面积约 0.48cm²,约占二尖瓣环 20%

图 2.49　三维彩色多普勒超声长轴切面:显示二尖瓣人工瓣后方存在中度瓣周漏。LA,左心房;LV,左心室;AO,主动脉;MVR,二尖瓣瓣环

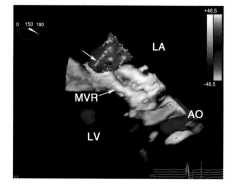

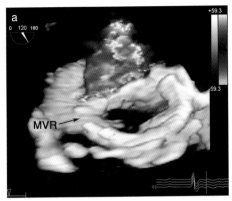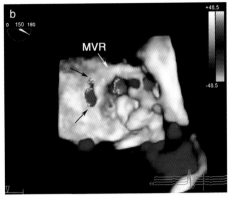

图 2.50　三维彩色多普勒超声从左心房面至左心室面观（a）及从左心室面至左心房面观（b）：显示一束较大瓣周反流束及其漏口（箭头所指处）。MVR，二尖瓣瓣环

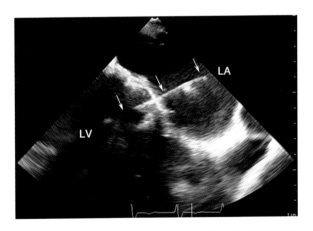

图 2.51　经导管二尖瓣瓣中瓣植入过程中，指引导管（箭头所示）向前进入二尖瓣生物瓣中。LA，左心房；LV，左心室

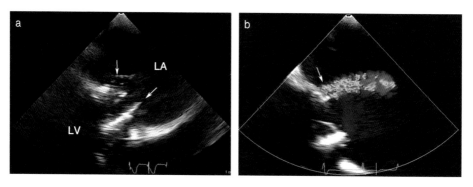

图 2.52　爱德华 SAPIEN 瓣（a，箭头所示）被送入并撑开，二尖瓣瓣中瓣植入术后瓣周漏依然存在（b，箭头所示）。LA，左心房；LV，左心室

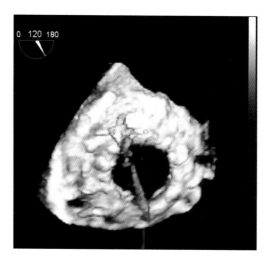

图 2.53　封堵器封堵瓣周漏，有手术指征，三维经食管超声心动图俯视切面显示导丝跨过二尖瓣瓣环并通过瓣周漏口

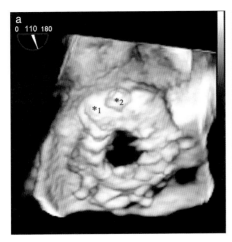
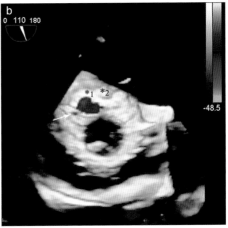

图 2.54 打开两个封堵器（a，星号 1 及星号 2 所示），彩色多普勒显示两个封堵器（星号 1 及星号 2 所示）附近存在微量瓣周漏（b，箭头所指处）

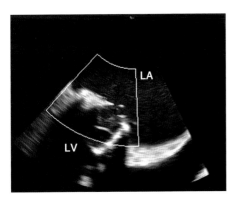
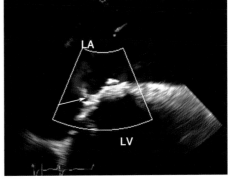

图 2.55 二维彩色多普勒超声显示微量瓣周漏（箭头所示）。LA，左心房；LV，左心室

（郭骏 译，田园 校）

2.8 二尖瓣瓣中瓣植入术中 Lotus 瓣再回收技术

患者男,22 岁,因肥厚型梗阻性心肌病在 9 年前接受肥厚室间隔切除术合并二尖瓣置换术,近期出现劳力性呼吸困难和咳嗽,药物治疗后症状加重。听诊在心尖部可闻及 2/6 级收缩期杂音。超声心动图提示二尖瓣人工瓣功能减退,人工瓣狭窄合并反流。因此实施了二尖瓣瓣中瓣置换术(图 2.56~ 图 2.65;视频 2.56~ 视频 2.64)。

Lotus 瓣的设计旨在既能调整瓣膜位置又能随时回收瓣膜。在瓣膜释放过程中,其位置可以任意进行调整,在瓣膜即将完全释放的同时可以进行血流动力学评估;若瓣膜位置不满意,可以部分或完全收回输送鞘内,若确认已到达最终理想位置,植入的瓣中瓣装置即被释放并脱离输送系统。

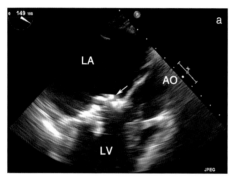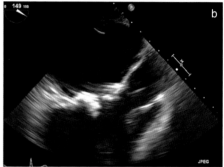

图 2.56 经食管超声心动图中段长轴切面显示患者曾行二尖瓣猪心包瓣膜置换术,生物瓣瓣叶收缩期脱入左心房(a,箭头所示),瓣叶舒张期开放受限(b)。LA,左心房;LV,左心室;AO,主动脉

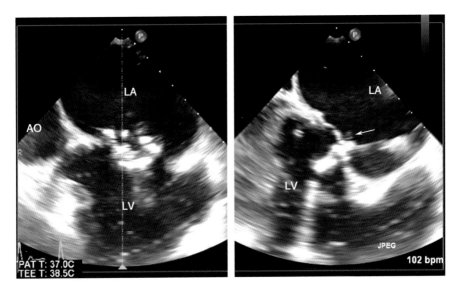

图 2.57　经食管超声显示患者曾行二尖瓣猪心包瓣膜置换术,二尖瓣生物瓣收缩期脱入左心房侧(箭头所示)。LA,左心房;LV,左心室;AO,主动脉

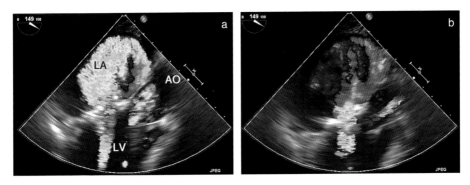

图 2.58　彩色多普勒超声显示收缩期二尖瓣人工瓣大量反流(a),舒张期可见五彩镶嵌的彩色血流通过瓣口(b)。LA,左心房;LV,左心室;AO,主动脉

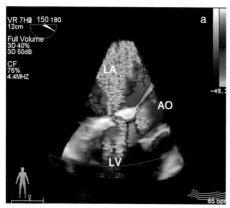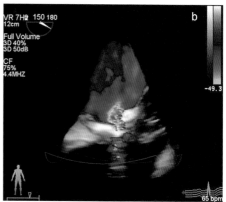

图 2.59　三维彩色多普勒超声显示收缩期二尖瓣人工瓣出现大量反流（a），舒张期可见五彩镶嵌血流通过瓣口（b）。LA，左心房；LV，左心室；AO，主动脉

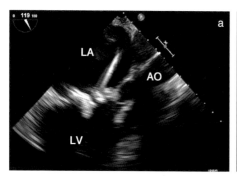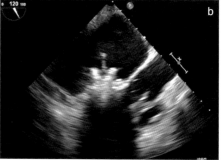

图 2.60　经导管瓣中瓣植入术中，指引导管进入二尖瓣生物瓣（a）并释放折叠的 Lotus 瓣（b），将 Lotus 瓣展开

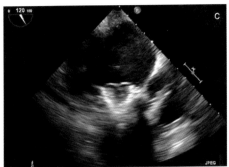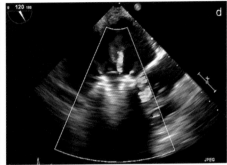

图 2.60（续） 经导管瓣中瓣植入术中,指引导管进入二尖瓣生物瓣（c）彩色多普勒超声（d）显示少量瓣口反流和瓣周漏,这可能是经导管心脏瓣膜植入位置不当所致,因此,需进行 Lotus 瓣重置术。LA,左心房;LV,左心室;AO,主动脉

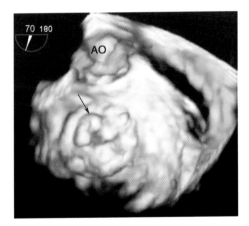

图 2.61 三维超声俯视图显示收缩期脱垂的二尖瓣叶（箭头所指处）。AO,主动脉

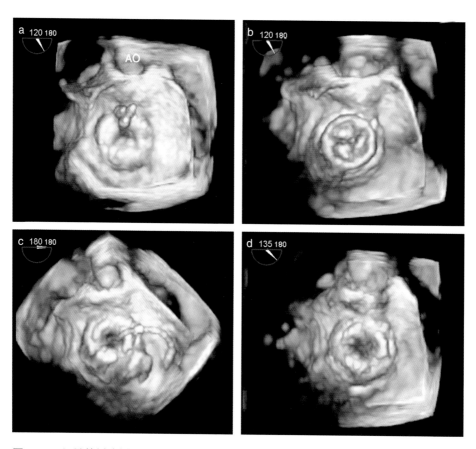

图 2.62 经导管瓣中瓣植入术中三维超声俯视图:(a)第一次行 Lotus 瓣定位时,引导导管进入二尖瓣生物瓣,但装置展开时的位置明显高于二尖瓣瓣环平面(b),重新放置时,Lotus 瓣再回收(c)并再次展开在相对较低的位置释放(d)

视频 2.62a 　视频 2.62b 　视频 2.62c 　视频 2.62d

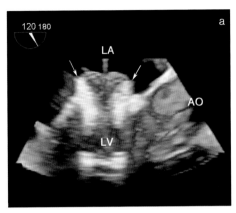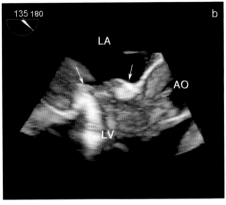

图 2.63 三维超声长轴切面显示箭头所指 Lotus 瓣位置,第一次展开后(a)要比后面一次展开的位置更深进入左心房(b)。LA,左心房;LV,左心室;AO,主动脉

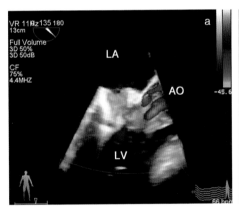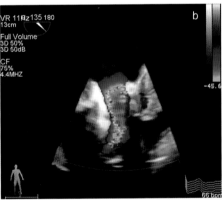

图 2.64 经导管瓣中瓣植入术后,三维彩色多普勒超声长轴(上面一排)和短轴(下面一排)观显示收缩期微量瓣周漏(a 和 c),未见五彩镶嵌血流经过瓣中瓣(b 和 d)

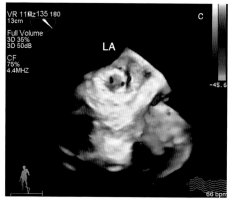
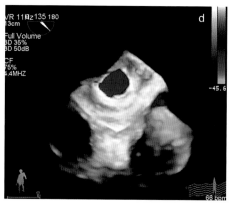

图 2.64（续） 经导管瓣中瓣植入术后，三维彩色多普勒超声长轴（上面一排）和短轴（下面一排）观显示收缩期微量瓣周漏（a 和 c），未见五彩镶嵌血流经过瓣中瓣（b 和 d）。LA，左心房；LV，左心室；AO，主动脉

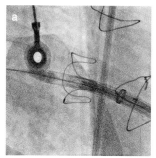
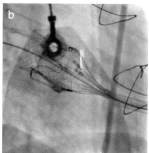
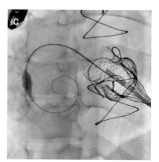

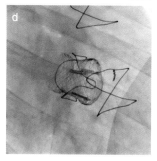

图 2.65 放置 Lotus 瓣时，X 线透视显示（a）指引导管输送折叠的 Lotus 瓣通过功能障碍的二尖瓣生物瓣瓣架，（b）Lotus 瓣已打开，（c）由于位置不当，Lotus 瓣在释放前再回收，（d）经导管瓣中瓣植入术完成后，Lotus 瓣与输送系统分离

（郭骏　译，田园　校）

推荐阅读

1. John W, David W, Jian Y, et al. Transcatheter valve-in-valve implantation for failed bioprosthetic heart valves. Circulation. 2010;121:1848–57.
2. Anson C, Ronen G, Jian Y, et al. Transcatheter transapical mitral valve-in-valve implantations for a failed bioprosthesis: a case series. J Thorac Cardiovasc Surg. 2011;141:711–5.
3. Ronen G, Anson C, Jian Y, et al. Transcatheter valve-in-valve implantation for failed surgical bioprosthetic valves. J Am Coll Cardiol. 2011;58:2196–209.
4. John C, John W. Structural heart disease interventions. Philadelphia: Lippincott Williams & Wilkins; 2012. Chap. 18–20.
5. Fleur D, Dominique H, Francesco M, et al. Transcatheter valve-in-ring implantation after failure of surgical mitral repair. Eur J of Cardio-Thorac Surg. 2013;44:e8–e15.
6. John ML, Jason HR. Interventional procedures for adult structural heart disease. Philadelphia: Elsevier; 2014. Chap. 13.
7. Danny D, John W, Sabine B, et al. Transcatheter aortic valve implantation in failed bioprosthetic surgical valves. JAMA. 2014;312(2):162–70.
8. Manuel W, Konstantin A, Sems MT, et al. Pushing limits- further evolutions of transcatheter valve procedures in the mitral position, including valve-in-valve, valve-in-ring, and valve-in-native-ring. J Thorac Cardiovasc Surg. 2014;147:210–9.
9. Jean-Michel P, Maria DT, Rishi P, et al. Transcatheter valve-in-valve and valve-in-ring for treating aortic and mitral surgical prosthetic dysfunction. JACC: Cardiovasc Interv. 2015;66:2019–37.
10. Liam M, Robert G, Siobhan L, et al. First reported use of the repositionable Lotus valve system for a failing surgical aortic bioprosthesis. JACC: Cardiovasc Interv. 2015;8(2):e19–20.
11. Nicolas A, Aurelie V, Jean-François P, et al. Combined structural heart disease interventions to treat a failed bioprosthesis: the Janus procedure. JACC: Cardiovasc Interv. 2016;9:1968–9.
12. Andreas S, Thomas KJ, Elizabeth P, et al. Two-in-one using 3D: mitral paravalvular leakage closure with concomitant transcatheter valve-in-valve implantation. J Cardiothorac Vasc Anesth. 2016. pii: S1053-0770(16)30379-2. (In Press).
13. Joanna C, Nana T, Anelechi CA, et al. Relation of mitral valve surgery volume to repair rate, durability, and survival. JACC: Cardiovasc Interv. 2017;69:2397–406.

二尖瓣钳夹技术 3

3.1 引言

二尖瓣反流的介入治疗已经用于有高手术风险的患者。二尖瓣钳夹技术是一种新型的介入治疗方法,它通过导管系统输送类似于夹子的装置,用于二尖瓣前后叶的钳夹对合。二尖瓣钳夹可以经由皮肤、静脉穿房间隔最终到达二尖瓣。它被固定于二尖瓣前后叶的中间位置,以锚定脱垂或呈连枷运动的瓣叶,达到减少二尖瓣反流的目的。传统的影像检查即导管室中的透视成像不能显示二尖瓣,故在此种介入手术中作用有限。因此二尖瓣钳夹手术应在经食管超声心动图的实时监测下进行。二维及三维超声心动图的采图技巧对手术的成功起到决定性作用。

本章介绍了二尖瓣钳夹技术及手术效果。其中一例患者同时接受了经皮主动脉瓣植入及二尖瓣钳夹手术,一例患者二尖瓣钳夹术后发生二尖瓣狭窄,最后一例患者在植入两枚二尖瓣夹子后发生瓣膜撕裂。

(黄心怡 译,宋瑜 校)

3.2 经皮主动脉瓣置换及二尖瓣钳夹联合术

患者男,91岁,有中度主动脉瓣反流及重度二尖瓣反流的瓣膜性心脏病史。

临床表现为劳力性呼吸困难及下肢水肿。听诊心律齐,心尖部及主动脉瓣区可闻及3/6级收缩期杂音。准备施行经皮主动脉瓣植入及二尖瓣钳夹介入手术(图3.1~图3.15;视频3.1~视频3.13)。

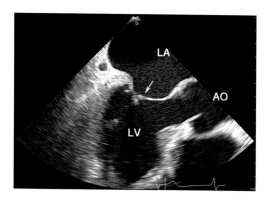

图 3.1   食管中段长轴切面显示左心房饱满并伴有二尖瓣环扩张，二尖瓣（箭头）和主动脉瓣退行性改变。LA，左心房；LV，左心室；AO，主动脉

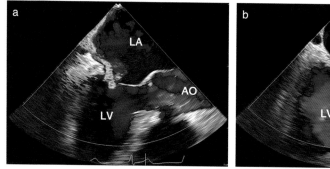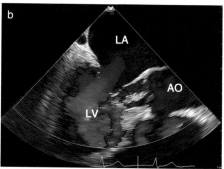

图 3.2   彩色多普勒超声显示收缩期重度二尖瓣反流（a）、舒张期轻中度主动脉瓣反流（b），由于患者处于全身麻醉状态，反流程度可能被低估。LA，左心房；LV，左心室；AO，主动脉

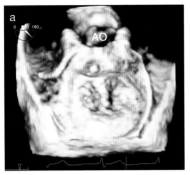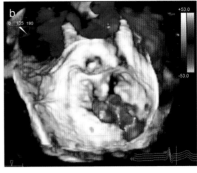

图 3.3　外科视角下的三维超声,显示增厚的二尖瓣瓣叶(a)并伴有重度反流(b)。AO,主动脉

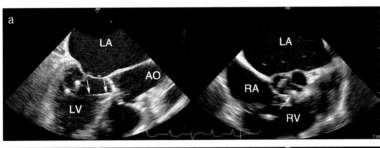

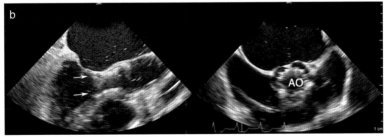

图 3.4　经皮主动脉瓣置换术中的双平面食管超声显示:(a)引导鞘管(箭头)穿过自身主动脉瓣,(b)由于 CoreValve(31mm,箭头)植入在窦底边缘,导致瓣周漏发生。LA,左心房;LV,左心室;AO,主动脉;RA,右心房;RV,右心室

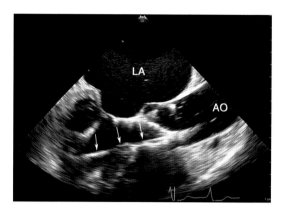

图 3.5　第一枚 CoreValve 植入后引导鞘管（箭头）
仍保留，然后植入第二枚 CoreValve。LA，左心房；
AO，主动脉

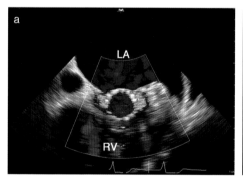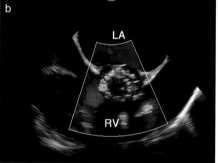

图 3.6　第一枚 CoreValve 植入后可见重度瓣周漏（a），第二枚 CoreValve 植入到第一枚
CoreValve 内，瓣周漏立刻减少至轻度。LA，左心房；RV，右心室

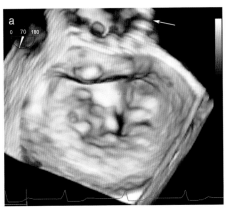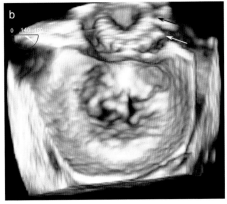

图 3.7　外科视角下的三维超声显示第一枚主动脉瓣植入后（a）及瓣中瓣植入后的第二枚 CoreValve（b），第二枚 CoreValve（黑色箭头）植入于第一枚 CoreValve（白色箭头）之内

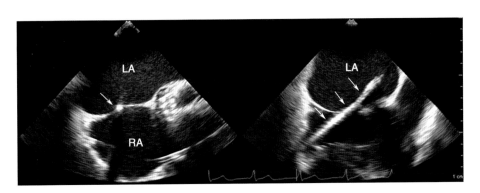

图 3.8　在二尖瓣钳夹术中,房间隔穿刺需在经食管双平面超声心动图(短轴切面和双心房切面)监测下进行,引导鞘管(箭头)穿过房间隔进入左心房。LA,左心房;RV,右心室

图 3.9　由左心房至房间隔方向的三维超声显示左心房内可见导引鞘管尖端(箭头)

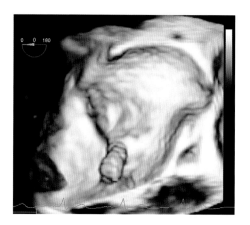

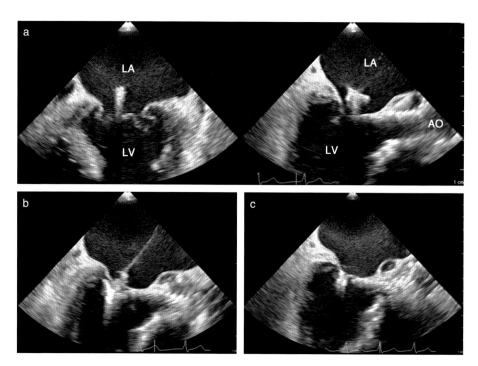

图 3.10　(a)夹子朝向二尖瓣方向且其运动轨迹垂直于二尖瓣环平面，(b)钳夹装置追踪二尖瓣反流的来源进入左心室并夹住瓣叶，(c)夹闭并释放夹子。LA，左心房；LV，左心室；AO，主动脉

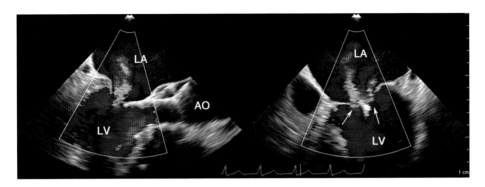

图 3.11　固定好二尖瓣夹子后,二尖瓣反流束被分成两束(箭头),反流程度减少至轻中度。LA,左心房;LV,左心室;AO,主动脉

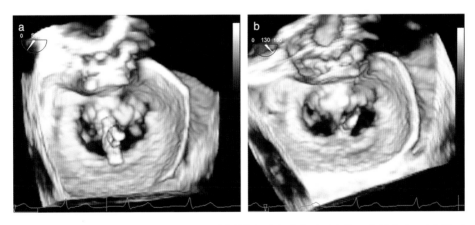

图 3.12　外科视角下的三维超声显示二尖瓣钳夹手术治疗过程中的二尖瓣状态,(a)张开夹臂的夹子进入左心室,在夹闭(b)并固定(c)夹子后,二尖瓣口变为双孔

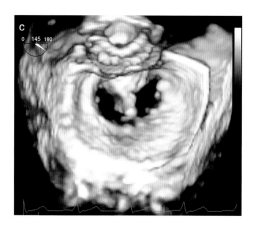

图 3.12（续）　外科视角下的三维超声显示二尖瓣钳夹手术治疗过程中的二尖瓣状态，（a）张开夹臂的夹子进入左心室，在夹闭（b）并固定（c）夹子后，二尖瓣口变为双孔

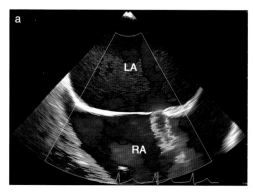 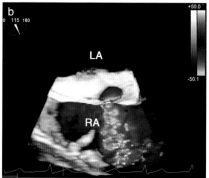

图 3.13　二尖瓣钳夹术后的二维（a）和三维（b）彩色多普勒超声显示医源性房间隔缺损及左向右分流。LA，左心房；RA，右心房

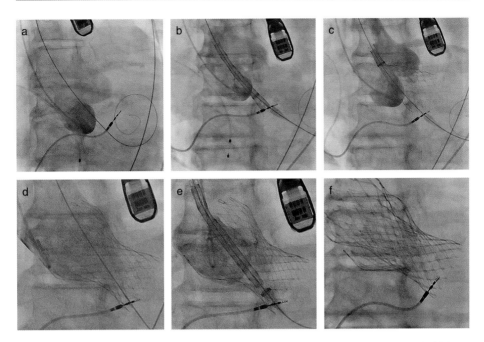

图 3.14 经皮主动脉瓣置换术中的主动脉根部血管造影，（a）导引导丝穿过主动脉瓣环，（b）卷曲的 CoreValve 与自身主动脉瓣对齐，（c）CoreValve 从主动脉近端向远端放置，（d）装置植入后，导引导丝仍保留在 CoreValve 内，（e）第二枚 CoreValve 植入第一枚 CoreValve 内，（f）较第一枚 CoreValve 位置更深的升主动脉内打开第二枚 CoreValve

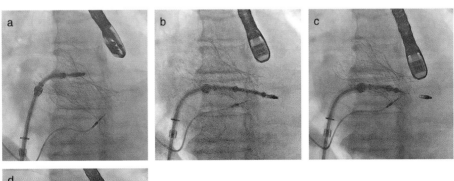

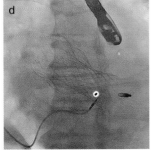

图 3.15 透视引导下的二尖瓣钳夹手术过程，（a）二尖瓣钳夹输送系统穿过房间隔进入左心房，（b）输送系统保持朝向二尖瓣方向，（c）植入二尖瓣夹子，（d）当二尖瓣钳夹装置释放后，回退并撤出输送系统

近年来瓣膜性心脏病的介入治疗得到迅速发展,经皮主动脉瓣植入治疗主动脉瓣狭窄及经皮二尖瓣钳夹修复二尖瓣的疗效已被证实可与外科手术治疗相媲美。

然而接受综合性介入干预治疗复合型心脏瓣膜病的人群仍占少数,此病例表明仅通过介入干预完全可以治疗双瓣病变。

(黄心怡　译,宋瑜　校)

3.3　二尖瓣钳夹植入术后二尖瓣狭窄

患者男,82 岁,有多年接受药物治疗的高血压病史。最近出现呼吸急促的症状。听诊闻及窦性心律伴有心尖部 3 级杂音。超声心动图检查提示心脏瓣膜病重度二尖瓣反流,医师提出可供患者选择的传统外科手术及介入修复两种治疗方案。最终患者选择了介入治疗(图 3.16~ 图 3.31;视频 3.16~视频 3.30)。

理论上植入的二尖瓣夹子越多,二尖瓣反流减少越明显。然而,可能由于二尖瓣口面积的缩小导致二尖瓣狭窄。因此,二尖瓣钳夹术前应评估二尖瓣口面积,以确定是否符合二尖瓣钳夹手术适应证。

视频 3.16

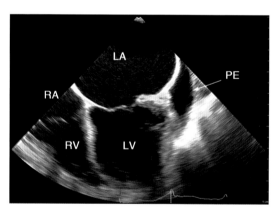

图 3.16　食管中段四腔心切面显示左心房饱满并伴有二尖瓣环扩张,二尖瓣发生退行性改变,出现心包积液。LA,左心房;LV,左心室;RA,右心房;RV 右心室;PE,心包积液

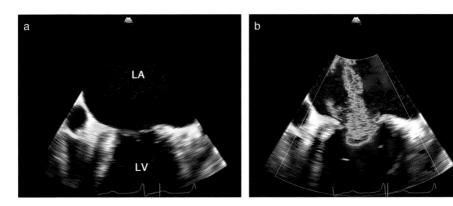

图 3.17　食管中段四腔心切面（a）和彩色多普勒超声（b）显示收缩期重度二尖瓣反流。LA，左心房；LV，左心室

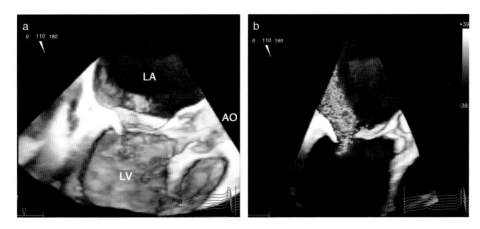

图 3.18　食管中段三维超声心动图长轴切面，显示二尖瓣叶增厚且前叶相对扩大（a），彩色多普勒超声（b）显示重度二尖瓣反流。LA，左心房；LV，左心室；AO，主动脉

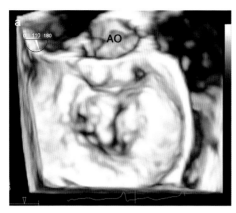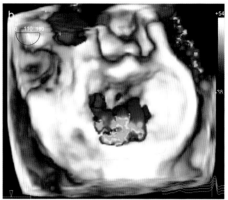

图3.19 外科视角下三维超声显示二尖瓣叶增厚且前叶相对扩大（a），彩色多普勒超声（b）显示重度二尖瓣反流。AO，主动脉

视频3.19a 　视频3.19b

视频3.20

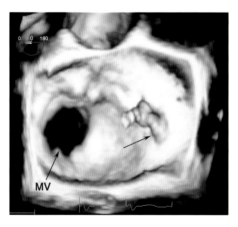

图3.20 从左心房朝向二尖瓣方向的三维超声，显示在二尖瓣钳夹术中进行房间隔穿刺，左心房内可见导管尖端（箭头）。MV，二尖瓣

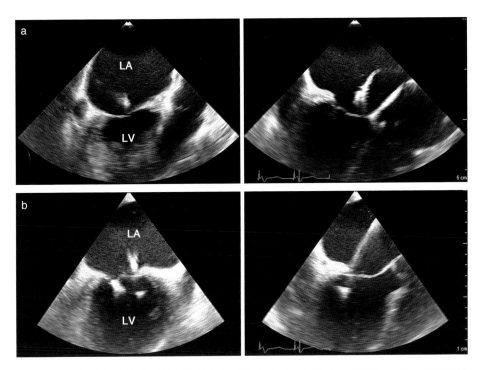

图 3.21   二尖瓣夹子输送过程中的经食管双平面超声心动图,显示导引导丝穿过房间隔并朝向二尖瓣方向(a),用二尖瓣定位装置的前后方向(b)。LA,左心房;LV,左心室

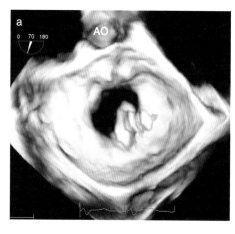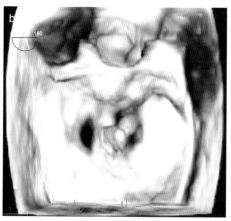

图 3.22 外科视角下三维超声显示二尖瓣钳夹术中的二尖瓣状态,张开夹臂的夹子进入左心室(a),夹子夹闭后的二尖瓣口变成双孔(b)。AO,主动脉

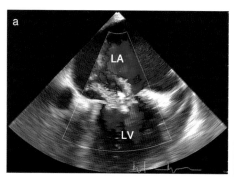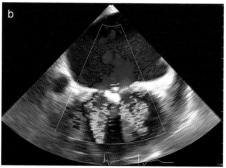

图 3.23 固定好二尖瓣夹子后,彩色多普勒两腔心切面显示二尖瓣反流情况(a),反流束分为两束(b),反流程度减少至中度。LA,左心房;LV,左心室

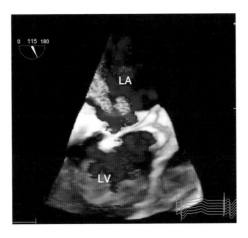

图 3.24　固定好二尖瓣夹子后的三维彩色多普勒超声长轴切面显示二尖瓣反流减少至中度。LA,左心房;LV,左心室

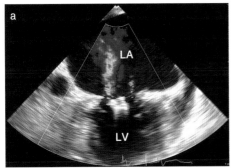
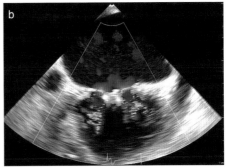

图 3.25　为进一步减少反流量,植入了第二枚二尖瓣夹子,之后彩色多普勒超声两腔心切面显示收缩期二尖瓣反流程度减少至轻中度(a),但由于二尖瓣口减小,二尖瓣口的流入量也随即减少(b)。LA,左心房;LV,左心室

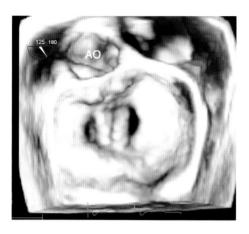

图 3.26 外科视角下的三维超声显示植入的
两个二尖瓣夹子,相邻的二尖瓣夹子被固定在
前后叶中央,双孔二尖瓣口变窄。AO,主动脉

视频 3.26

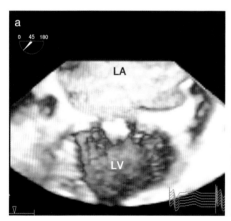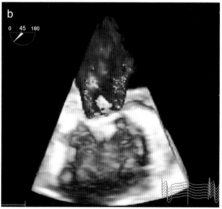

图 3.27 三维超声心动图长轴切面(a)和彩色多普勒超声(b)显示植入两个二尖瓣夹子
后的二尖瓣活动受限,二尖瓣反流程度减少至轻中度。LA,左心房;LV,左心室

视频 3.27a 视频 3.27b

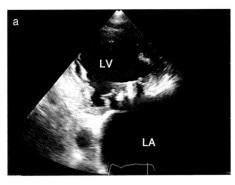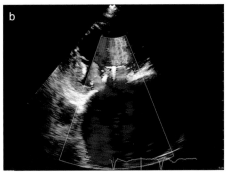

图 3.28 二尖瓣钳夹术后 20 天进行经胸超声心动图检查,心尖两腔心切面显示二尖瓣瓣尖及两枚二尖瓣夹子(a),由此导致二尖瓣口减小,在反流量减少的同时二尖瓣口也出现了跨瓣花色血流(b)。LA,左心房;LV,左心室

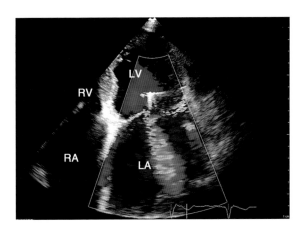

图 3.29 彩色多普勒超声经胸心尖四腔心切面显示仍存在轻中度二尖瓣反流。LA,左心房;LV,左心室;RA,右心房;RV,右心室

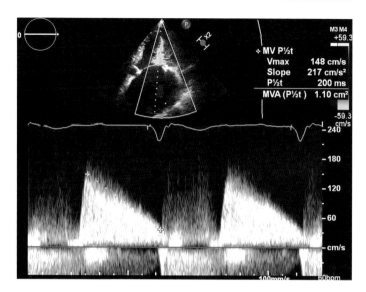

视频3.30

图 3.30 跨二尖瓣口的多普勒频谱显示二尖瓣夹子植入术后出现了轻度二尖瓣狭窄,二尖瓣口前向血流峰值速度为 148cm/s,压力减半时间为 200ms,对应的二尖瓣口面积为 1.10cm^2。MV P$_{1/2}$t 二尖瓣压差减半法;Vmax,二尖瓣口最大前向血流速度;P$_{1/2}$t,二尖瓣口血流压差减半时间;MVA(P$_{1/2}$t),压差减半法计算二尖瓣口面积

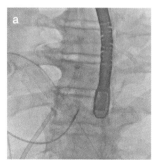
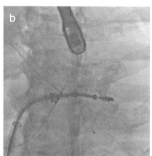
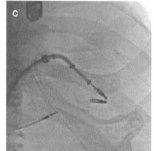

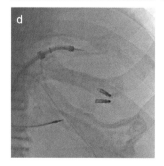

图 3.31 透视引导下的二尖瓣钳夹手术过程,(a)引导鞘管穿过房间隔,(b)二尖瓣夹子输送系统进入左心房并朝向二尖瓣,(c)第一枚二尖瓣夹子植入后再次植入第二枚,(d)两枚二尖瓣夹子均被释放后,回退并撤出输送系统

(黄心怡 译,宋瑜 校)

3.4　二尖瓣钳夹植入术后二尖瓣腱索断裂

　　患者男,72 岁,有冠状动脉粥样硬化性心脏病史,曾接受 8 次冠状动脉介入治疗,最近四个月出现间歇性端坐呼吸症状,在左回旋支内植入另一枚支架后症状仍未改善。超声心动图检查提示瓣膜性心脏病重度缺血性二尖瓣反流。因此需要进一步干预治疗(图 3.32~ 图 3.48;视频 3.32~ 视频 3.48)。

　　此病例说明在二尖瓣夹子植入术中,抓取及夹住瓣膜的尝试过程不可粗暴,因为它可能明显损伤二尖瓣装置,在二尖瓣钳夹手术的患者选择、手术过程及解决问题等方面,多方面综合考量显得尤为重要。

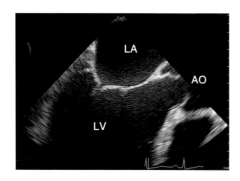

图 3.32　食管中段长轴切面显示左心室收缩功能受损合并二尖瓣功能受损。LA,左心房;LV,左心室;AO,主动脉

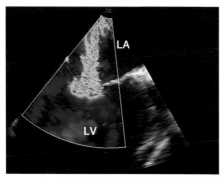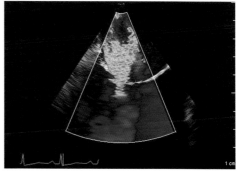

图 3.33　双平面彩色多普勒超声显示重度缺血性二尖瓣反流,收缩期瓣口出现中央性反流束。LA,左心房;LV,左心室

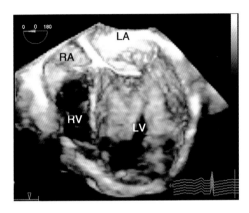

图3.34 三维超声心动图四腔心切面显示左心室扩大且收缩功能受损。LA，左心房；LV，左心室；RA，右心房；RV，右心室

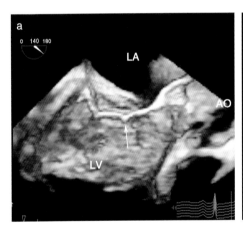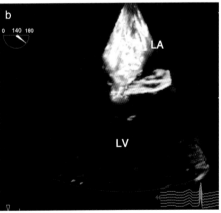

图3.35 （a）食管中段三维超声心动图长轴切面显示二尖瓣前叶卷曲，呈"海鸥"样外观，（b）彩色多普勒显示重度缺血性二尖瓣反流。LA，左心房；LV，左心室；AO，主动脉

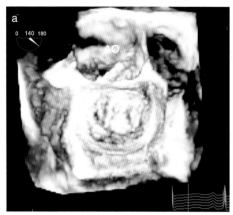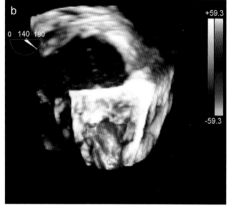

图 3.36 外科视角下的三维超声显示二尖瓣卷曲（a）导致重度二尖瓣反流（b）。AO，主动脉

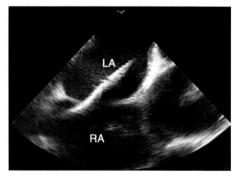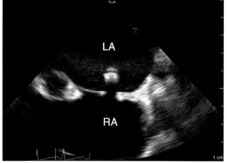

图 3.37 二尖瓣钳夹植入术中的双平面经食管超声心动图引导房间隔穿刺，导引鞘管经房间隔进入左心房。LA，左心房；RA，右心房

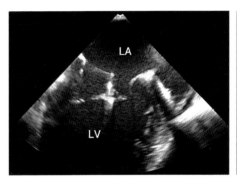
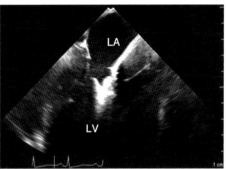

图 3.38 双平面经食管超声心动图(长轴切面和两腔心切面)显示二尖瓣夹子输送中,用二尖瓣定位装置的前后方向。LA,左心房;LV,左心室

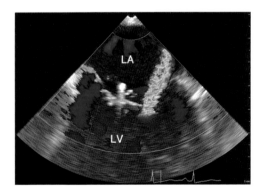
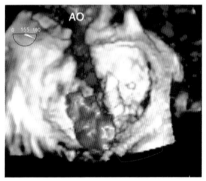

图 3.39 彩色多普勒二维长轴切面显示二尖瓣夹子植入后,仍存在中度二尖瓣反流。LA,左心房;LV,左心室

图 3.40 外科视角下的三维彩色多普勒超声显示二尖瓣夹子已植入,二尖瓣夹子固定在 A2-P2 水平,A1-P1 水平仍存在中度二尖瓣反流束。AO,主动脉

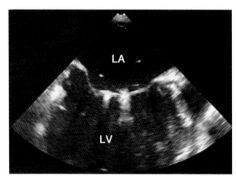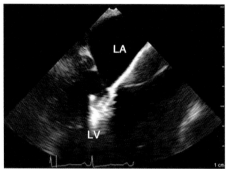

图 3.41 为进一步减少仍存在的二尖瓣反流,植入了第二枚二尖瓣夹子,二尖瓣钳夹装置沿反流起源位置进入左心室。LA,左心房;LV,左心室

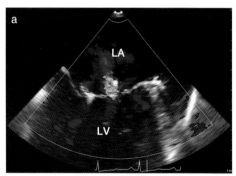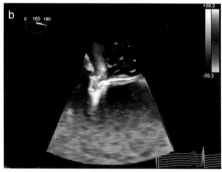

图 3.42 食管中段二维(a)和三维(b)彩色多普勒长轴显示术后即刻仅残留轻度收缩期反流。LA,左心房;LV,左心室

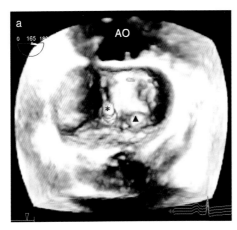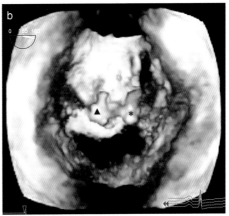

图 3.43 左心房面（a）和左心室面（b）视角下的三维超声显示植入的两枚二尖瓣夹子，第一枚二尖瓣夹子（▲）夹住 A2 和 P2 区，第二枚二尖瓣夹子（星号）夹住 A1 和 P1 区。AO，主动脉

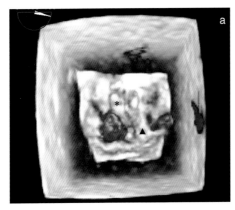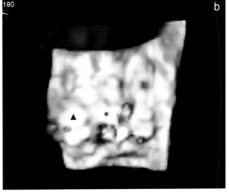

图 3.44 左心房面（a）和左心室面（b）视角下的三维超声彩色多普勒，显示第一枚（▲）及第二枚（星号）二尖瓣夹子植入后，仅残留轻度二尖瓣反流

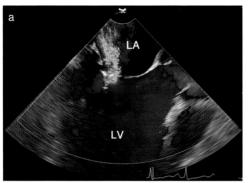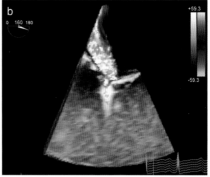

图 3.45 但食管中段二维(a)和三维(b)彩色多普勒长轴显示在较短的时间内再次出现中度二尖瓣反流。LA,左心房;LV,左心室

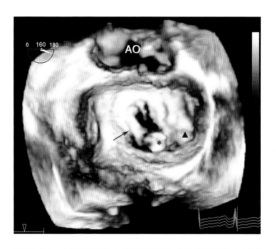

图 3.46 三维超声心动图显示二尖瓣前叶 A1 区腱索断裂(箭头),同时可见第一枚(▲)和第二枚(星号)二尖瓣夹子。AO,主动脉

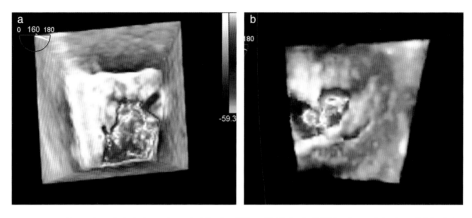

图 3.47　左心房面（a）和左心室面（b）视角下的三维彩色多普勒超声显示中度二尖瓣反流

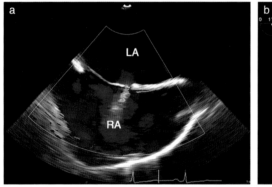
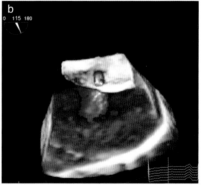

图 3.48　二尖瓣钳夹植入术后的二维（a）和三维（b）彩色多普勒超声显示医源性房间隔缺损及左向右分流。LA，左心房；LV，左心室

（黄心怡　译，宋瑜　校）

推荐阅读

1. Ong SH, Beucher H, Mueller R, et al. Percutaneous double-valve interventions for aortic stenosis and pure mitral regurgitation. Am J Cardiol. 2011;108:893–5.
2. John DC, John GW. Structural heart disease interventions. Philadelphia: Lippincott Williams & Wilkins; 2012. Chap. 23.
3. John ML, Jason HR. Interventional procedures for adult structural heart disease. Philadelphia: Elsevier; 2014. Chap. 11.
4. Fabio G, Rubia B, Baldassare F, et al. Transesophageal echocardiography during MitraClip procedure. Anesth Analg. 2014;118:1188–96.
5. Vicenzo D, Luigi F, Giuseppe M, et al. An intriguing case report of functional mitral regurgitation treated with MitraClip. Medicine. 2015;94(20):e608.
6. Rabie S, Reba AA. Anesthesia for high-risk patients undergoing percutaneous mitral valve repair with the MitraClip system in the catheterization laboratory. Egypt J Cardiothorac Anesth. 2015;9:33–8.
7. Zouhair R, Ben R, Frans O, et al. Mitral valve injury after MitraClip implantation. JACC Cardiovasc Interv. 2016;18:e185–6.
8. Saji M, Ailawadi G, Fowler DE, et al. Progressive mitral stenosis after MitraClip implantation in a patient with systemic inflammatory disease. Ann Thorac Surg. 2016;102:e89–91.

先天性或后天获得性心脏病 经皮封堵术 4

4.1 引言

　　虽然大多数导管封堵技术都是相关联的,但房间隔缺损、室间隔缺损和动脉导管未闭封堵技术都各有其特点。本章我们也将探讨主动脉假性动脉瘤和医源性动静脉瘘。在大多数情况下,封堵技术更多地应用于先天性心脏病中。三维经食管超声心动图提供了详细的形态学影像,可从不同角度观察缺损情况。另外,借助于透视和 CT 检查,内科医生可以非常有效地进行行术中监测并实施封堵术。本章对与封堵技术有关的房间隔缺损、室间隔缺损、动脉导管未闭等先天性心脏病及医源性心脏缺损都做了详细介绍。

(黄小川　译,王心宇　校)

4.2　继发孔型房间隔缺损封堵器植入术

　　患者女,59 岁,两年前因 3 支冠状动脉血管病变接受冠状动脉旁路移植术,既往有高血压、房间隔缺损病史。此次因房间隔缺损入院治疗(图 4.1~ 图 4.9;视频 4.1~ 视频 4.8)。

　　继发孔房间隔缺损位于房间隔中央部分,是最有可能通过导管封堵技术修复的缺损类型。术前经食管超声心动图检查对于评估缺损大小、是否有缺损残缘以及与相邻结构的关系来确定患者是否适合封堵器植入是至关重要的。此外,在封堵装置释放之前,必须确认封堵器与周围结构的关系以及是否有残余分流。

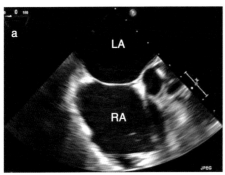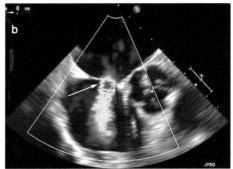

图 4.1 经食管超声心动图双房切面,显示微气泡从右心快速进入左心(a),彩色多普勒(b)显示继发孔房间隔缺损处左向右分流束(箭头)。LA,左心房;RA,右心房

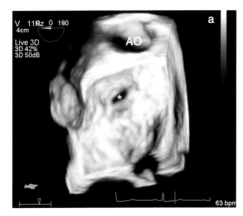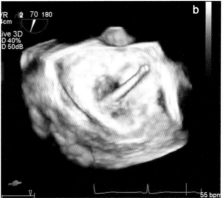

图 4.2 三维经食管超声心动图左心房面显示缺损(星号)位于房间隔中部(a),封堵器植入时导丝穿过房间隔缺损(b)。AO,主动脉

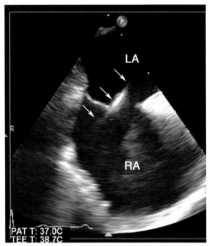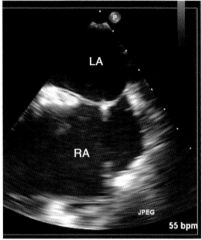

图 4.3　双平面经食管超声心动图显示经皮房间隔缺损封堵术中鞘管(箭头)穿过房间隔缺损处。LA,左心房;RA,右心房

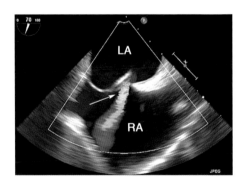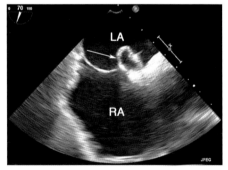

图 4.4　封堵器植入时,彩色多普勒超声显示穿过缺损的血流信号(箭头)及鞘管。LA,左心房;RA,右心房

图 4.5　封堵术中,双平面经食管超声心动图显示封堵器(箭头)沿输送鞘管穿过缺损处。LA,左心房;RA,右心房

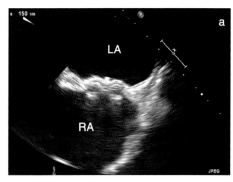
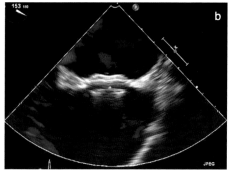

图 4.6 封堵器释放后,双平面经食管超声心动图显示封堵器位置良好(a),彩色多普勒显示仅有微量残余分流(b)。LA,左心房;RA,右心房

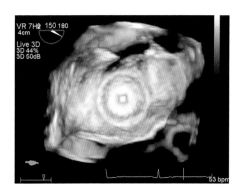

图 4.7 三维经食管超声心动图左心房观显示封堵器植入后装置完全展开

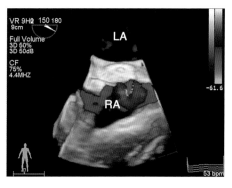

图 4.8 彩色多普勒显示微量残余分流。LA,左心房;RA,右心房

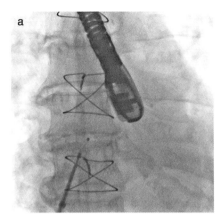
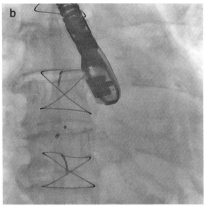

图 4.9 术中透视显示封堵器先从输送鞘内推出（a），然后释放（b）

（陈静辉　译，王心宇　校）

4.3　多孔型房间隔缺损封堵器植入术

患者女，18 岁，主诉胸痛、呼吸急促和心悸。胸骨左缘和心尖部闻及 2/6 级收缩期杂音，超声心动图提示多孔型房间隔缺损。拟实施封堵器植入术（图 4.10~ 图 4.15；视频 4.10~ 视频 4.15）。

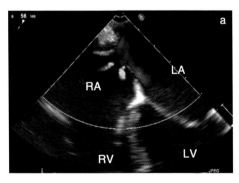
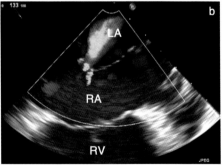

图 4.10 经食管彩色多普勒超声心动图四腔（a）和双腔（b）切面显示房间隔中央多股左向右分流束通过多孔状缺损口。LA，左心房；LV，左心室；RA，右心房；RV，右心室

视频4.10a

视频4.10b

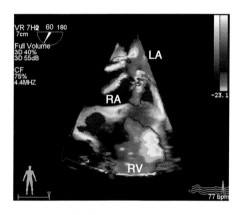

图4.11 三维彩色多普勒超声四腔切面显示房间隔缺损处四股左向右分流束。LA，左心房；RA，右心房；RV，右心室

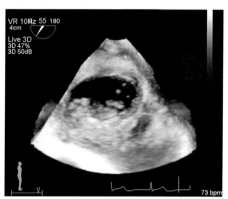

图4.12 三维经食管超声心动图左心房观显示房间隔薄弱、有多处缺损

视频4.11

视频4.12

视频4.13

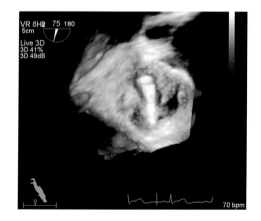

图4.13 封堵器植入术中，三维超声心动图左心房观显示导丝穿过房间隔缺损

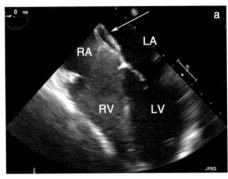
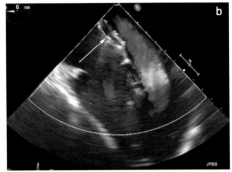

图4.14 封堵器(箭头所示)展开后,经食管彩色多普勒超声心动图四腔观显示封堵器位置良好(a)并覆盖所有缺损,彩色多普勒显示极少量残余分流(b)。LA,左心房;LV,左心室;RA,右心房;RV,右心室

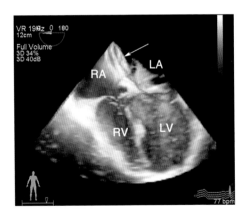

图4.15 三维超声四腔观显示封堵器(箭头所示)植入后封堵器位置良好。LA,左心房;LV,左心室;RA,右心房;RV,右心室

我们之前出版的书籍"*Atlas of Perioperative 3D Transesophageal Echocardiography*"中也有类似的病例:患者男,43岁,多孔房间隔缺损,同继发孔房间隔缺损一样也接受了封堵器植入术,术中植入两枚封堵器后,仍存在明显残余分流。不幸的是,当尝试植入第三枚封堵器时,第一枚封堵器脱落掉入左心房并迅速移位至右髂动脉引起栓塞,紧急进行了补救措施将该封堵器推送至降主动脉近端,最后开胸手术取出该封堵器并行房间隔缺损修补术。

我们从上次手术中吸取了惨痛的教训,所以这次我们只用一个大号封堵器来封堵这四个缺损孔,经食管超声心动图监测显示该手术是完全成功的。

(陈静辉 译,王心宇 校)

4.4 肌部室间隔缺损封堵器植入术

患者男,38岁,先天性心脏病,肌部室间隔缺损合并感染性心内膜炎,经抗感染治疗后病情稳定,但最近病情有所加重。听诊胸骨左缘及心尖部闻及3/6级收缩期杂音。医生建议并接受封堵介入治疗(图4.16~图4.24;视频4.16~视频4.23)。

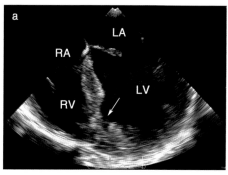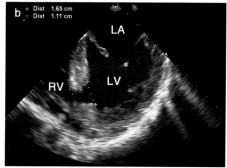

图4.16 经食管超声心动图四腔观显示肌部室间隔缺损(a),缺损处(箭头处)位于室间隔近心尖段(b),缺损左心室面及右心室面直径分别为1.65cm及1.11cm。LA,左心房;LV,左心室;RA,右心房;RV,右心室

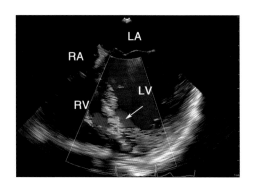

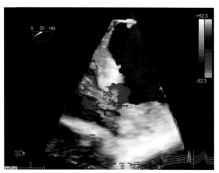

图 4.17 彩色多普勒超声显示左向右分流（箭头处）血流束通过肌部室间隔缺损口。LA，左心房；LV，左心室；RA，右心房；RV，右心室

图 4.18 三维彩色多普勒超声显示左向右分流（箭头处）血流束通过肌部室间隔缺损口

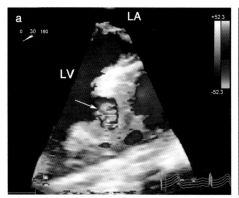

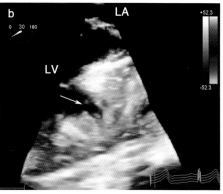

图 4.19 三维彩色多普勒超声（a）和降低色彩增益后（b）的长轴切面显示穿过室间隔肌部缺损口的左向右分流（箭头）。LA，左心房；LV，左心室

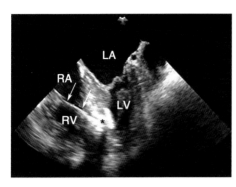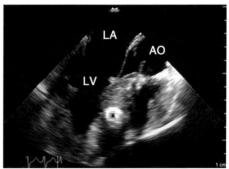

图 4.20 经皮封堵器植入术中的双平面经食管超声显示输送导丝(箭头)穿过室间隔缺损口及位于室间隔两侧的封堵伞(星号)。LA,左心房;LV,左心室;RA,右心房;RV,右心室;AO,主动脉

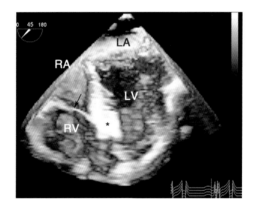

图 4.21 封堵术中的三维超声四腔心切面显示输送导丝(箭头)穿过缺损口并释放封堵器至正确位置(星号)。LA,左心房;LV,左心室;RA,右心房;RV,右心室

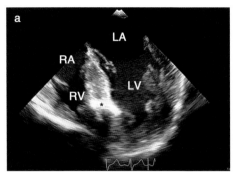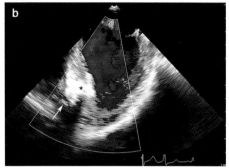

图 4.22　释放封堵器(星号)后(a),彩色多普勒显示室间隔缺损处微量残余分流(箭头)(b)。LA,左心房;LV,左心室;RA,右心房;RV,右心室

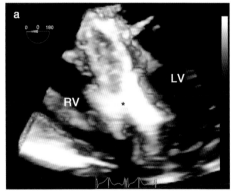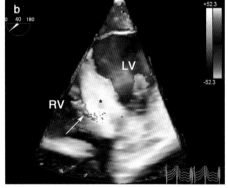

图 4.23　三维超声显示封堵器(星号)从输送导丝上释放(a),彩色多普勒显示室间隔缺损处(b)微量残余分流(箭头)。LV,左心室;RV,右心室

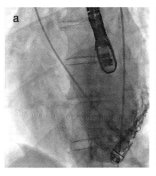
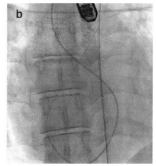
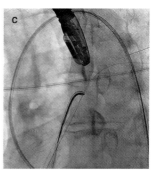
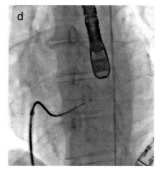
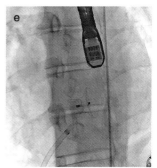

图4.24 血管造影显示肌部室间隔缺损封堵过程:(a)左心室造影显示近心尖段有一单发室间隔肌部缺损,(b)导丝穿过左心室侧缺损口,(c)推送输送鞘管,(d)释放封堵器,(e)释放封堵器后,手术结束

(黄小川 译,王心宇 校)

4.5 动脉导管未闭封堵器植入术

患者女,45岁,因活动后气短就诊。听诊左侧锁骨下区域可闻及持续性杂音。心导管检查诊断为动脉导管未闭。实施封堵器植入手术(图4.25~图4.33;视频4.25~视频4.32)。

选择封堵器的大小应比动脉导管最窄处大2~3mm。

封堵器紧旋在一根柔软的输送导丝上,并通过肺动脉侧穿过动脉导管。封堵器在降主动脉开口处的主动脉侧可以保留部分边缘,封堵器嵌入动脉导管后整个循环系统恢复正常。重要的是封堵器及输送导丝进入主肺动脉鞘管里,使封堵器在释放之前可以随时重新收回或者释放,并通过主动脉造影来确定合适的封堵器位置,确定之后就可以完全释放。

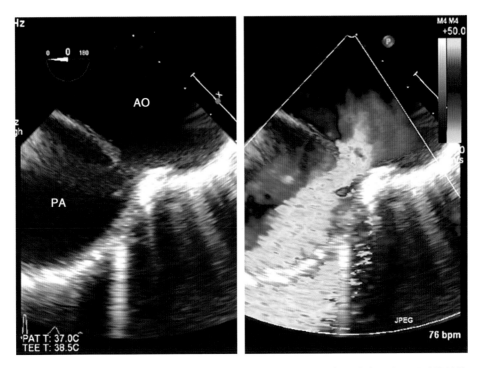

图 4.25 食管上段彩色多普勒超声,主动脉根部短轴切面显示降主动脉血流通过动脉导管向肺动脉连续分流。AO,主动脉;PA,肺动脉

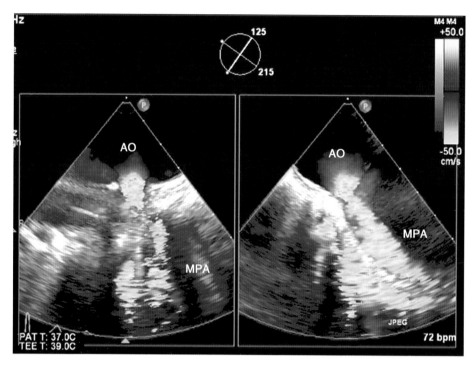

图4.26 双平面经食管彩色多普勒超声,主动脉根部短轴切面显示降主动脉血流通过动脉导管向肺动脉连续分流。AO,主动脉;MPA,主肺动脉

图4.27 三维超声心动图显示动脉导管未闭血流沿着导管侧壁从降主动脉进入到肺动脉。AO,主动脉;PA,肺动脉

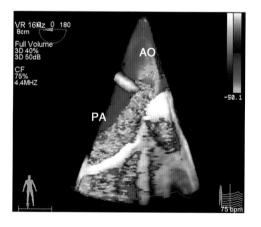

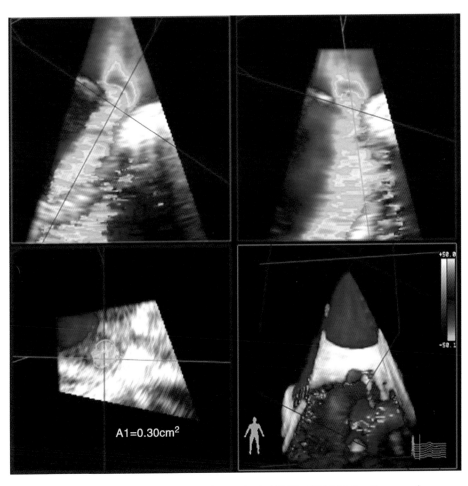

图 4.28 多平面经食管彩色多普勒超声重建测量动脉导管开口约 0.30cm^2

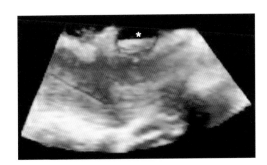

图 4.29 三维经食管超声心动图直观显示主动脉侧动脉导管开口(星号)

视频 4.29

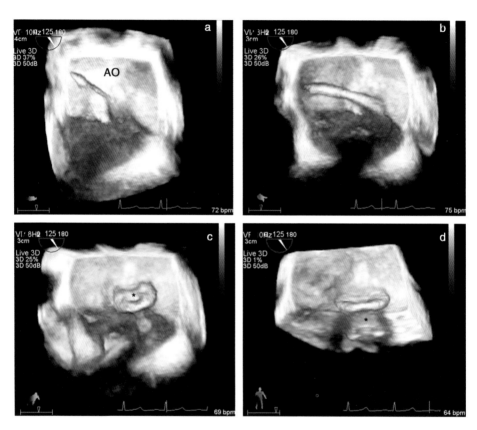

图 4.30 封堵器植入术中,导丝(a)通过输送鞘管(b)从肺动脉经过动脉导管推送到主动脉内,Amplatzer 封堵器(12.0mm × 10.0mm,星号)的主动脉端伞盘贴合在主动脉壁上(c),然后回撤整个封堵器,完全封堵动脉导管。AO,主动脉

视频 4.30a

视频 4.30b

视频 4.30c

视频 4.30d

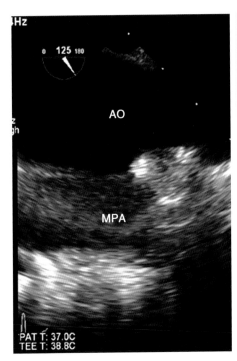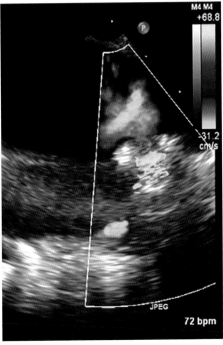

图 4.31 动脉导管封堵器释放以后,彩色多普勒显示动脉导管封堵器边缘有微量残余分流。AO,主动脉;MPA,主肺动脉

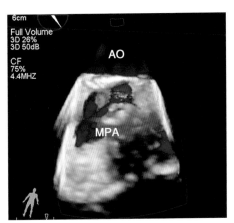

图 4.32 三维彩色多普勒超声显示动脉导管封堵器边缘有微量残余分流。AO,主动脉;MPA,主肺动脉

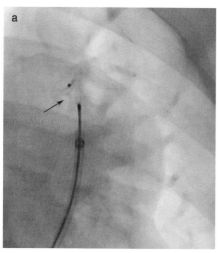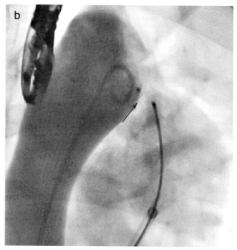

图4.33 X线造影显示Amplatzer封堵器(箭头处)位置恰当,(a)导丝周围有少量残余分流,此时封堵器依然紧附于输送导丝上

（黄小川　译,王心宇　校）

4.6　主动脉瓣置换术后主动脉环状假性动脉瘤封堵器植入术

患者男,73岁,既往有糖尿病、冠状动脉疾病及慢性阻塞性肺气肿史。4个月前曾行主动脉瓣置换术、二尖瓣修补术及房颤射频消融术,术后出现胸骨后疼痛和间歇性肿胀遂至急诊科就诊。胸部增强CT提示胸骨后方升主动脉凸起的巨大假性动脉瘤,其可能原因是之前手术建立体外循环时主动脉插管缝线开裂而引起的。封闭假性动脉瘤破口符合封堵器植入术指征(图4.34~图4.44;视频4.34~视频4.43)。

假性动脉瘤的特征是动脉内膜破裂而外膜结构完整或透壁性破裂,例如升主动脉假性动脉瘤,破口周围由组织包裹形成扩张包块。

升主动脉假性动脉瘤最常见的病因是心脏手术所致。若主动脉假性动脉瘤未经治疗,则会因假性动脉瘤破裂风险而导致较高的病死率。以往升主动脉假性动脉瘤只能通过外科开胸手术进行修补,具有较高的死亡率。对于无法进行外科开胸手术的患者,目前经皮介入治疗已成为一种安全有效的治疗方法。

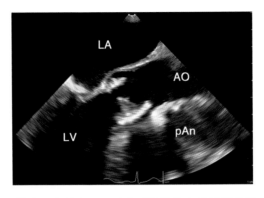

图 4.34 食管中段长轴切面显示主动脉瓣位生物瓣开放活动正常,升主动脉旁可见假性动脉瘤(pAn)。LA,左心房;LV,左心室;AO,主动脉

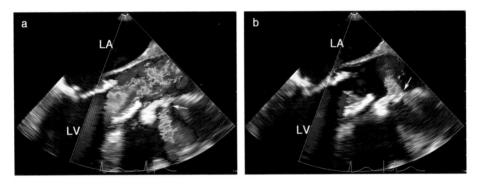

图 4.35 彩色多普勒超声显示升主动脉收缩期前向血流(箭头所示)进入假性动脉瘤(a),舒张期又反向流入主动脉内(b)。破口位于主动脉生物瓣上方约 1.5cm,可能是之前术中主动脉插管缝线开裂所致。LA,左心房;LV,左心室

图 4.36　封堵器植入过程中,鞘管(箭头所示)穿过升主动脉破口。LA,左心房;LV,左心室;AO,主动脉

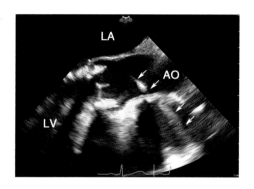

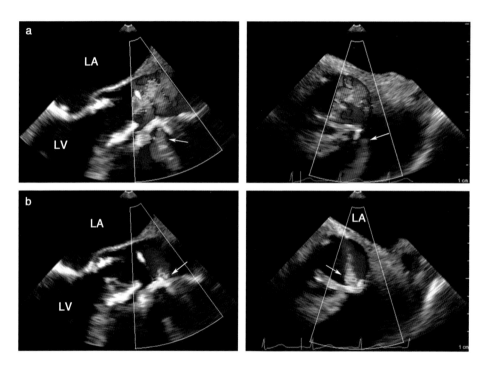

图 4.37　术中双平面经食管彩色多普勒超声显示收缩期(a)和舒张期(b)沿着鞘管穿过升主动脉破口的双向分流(箭头所示)。LA,左心房;LV,左心室

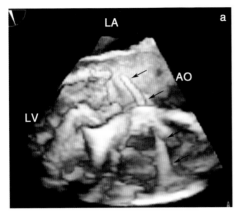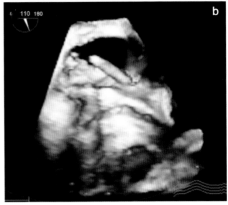

图 4.38　封堵器植入术中,三维超声食管中段长轴(a)及彩色多普勒血流显像(b)显示血流沿着鞘管穿过破口(箭头所示)。LA,左心房;LV,左心室;AO,主动脉

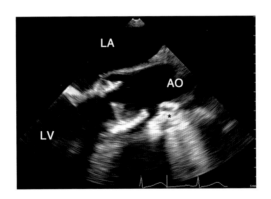

图 4.39　调整好封堵器(星号)位置并释放,封堵器植入顺利。LA,左心房;LV,左心室;AO,主动脉

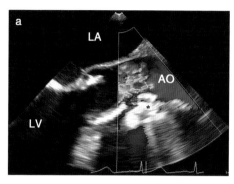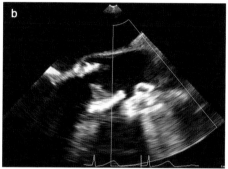

图 4.40　封堵器（星号）植入后，收缩期（A）和舒张期（B）仅可见极少量残余分流 LA，左心房；LV，左心室；AO，主动脉

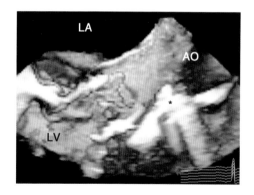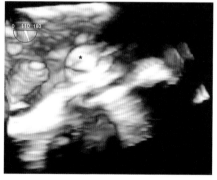

图 4.41　术后三维长轴视图显示封堵器植入位置正常 LA，左心房；LV，左心室；AO，主动脉

图 4.42　三维放大视图显示封堵器（星号）位于升主动脉壁上

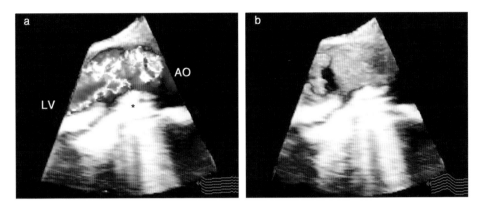

图 4.43 三维彩色多普勒视图显示收缩期（a）和舒张期（b）几乎没有残余分流穿过封堵器（星号）。LV，左心室；AO，主动脉

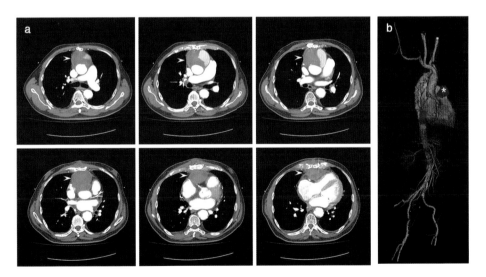

图 4.44 计算机断层扫描轴向（a）和三维重建（b）显示胸骨后方升主动脉突出的巨大假性动脉瘤（箭头，星号）

尽管如此,经皮介入治疗升主动脉假性动脉瘤仍有可能发生并发症的风险,包括残余漏、封堵器脱落和栓塞。封堵器型号过大可能会扩大假性动脉瘤破口并导致主动脉壁撕裂和损伤。因此,术前正确测量破口大小尤为重要,而三维经食管超声心动图是首选的技术方法。

(陈静辉 译,王心宇 校)

4.7 左心室-右心房通道封堵器植入术

患者男,86岁,既往因瓣膜病行主动脉瓣置换术及二尖瓣和三尖瓣成形术,因左前降支动脉及左回旋支动脉病变行冠状动脉旁路移植。术中经食管超声心动图显示医源性左心室-右心房通道,由于延长手术时间会导致较高并发症的发生,因此医源性左心室-右心房通道未做处理。然而术后1个月,患者出现头痛和胸痛且症状逐渐加重。经仔细评估,我们认为有封堵器植入术指征(图 4.45~图 4.56;视频 4.45~视频 4.55)。

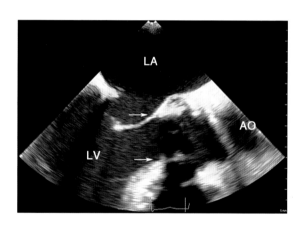

图 4.45 食管中段长轴显示二尖瓣成形和主动脉瓣置换术后,瓣膜形态及生物瓣(箭头)开放活动正常。LA,左心房;LV,左心室;AO,主动脉

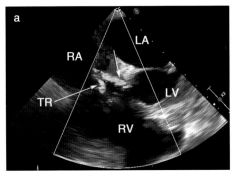
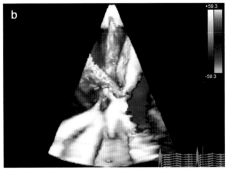

图 4.46　彩色多普勒二维（a）和三维（b）右心室流入道切面中，在成形的二尖瓣和三尖瓣环之间可见左心室－右心房分流（箭头所示）。LA，左心房；LV，左心室；RA，右心房；RV，右心室；TR，三尖瓣反流

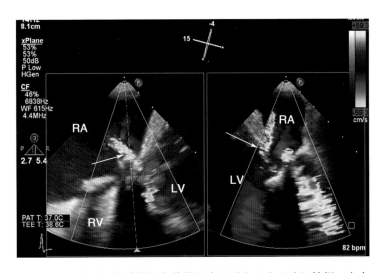

图 4.47　双平面经食管彩色多普勒超声显示左心室血流经缺损口向右心房分流（箭头）。LV，左心室；RA，右心房；RV，右心室

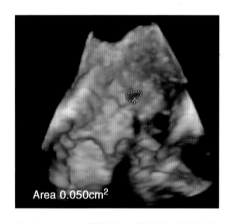

图 4.48 右心房侧的三维视图中测量缺损面积为 0.05cm²

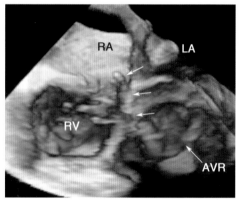

图 4.49 封堵器植入术中,导引导管(箭头所示)穿过缺损。LA,左心房;RA,右心房;RV,右心室;AVR,主动脉瓣置换

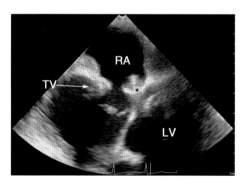

图 4.50 封堵器(星号)穿过房室间隔缺损并释放。LV,左心室;RA,右心房;TV,三尖瓣

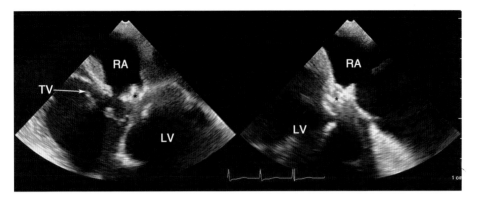

图 4.51 双平面经食管超声视图中,封堵器的两个圆盘展开且封堵器(星号)仍与输送导丝相连。LV,左心室;RA,右心房;TV,三尖瓣

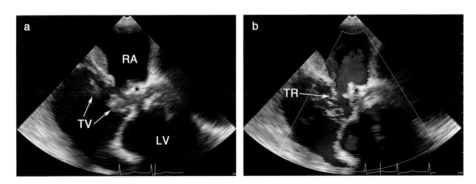

图 4.52 封堵器释放后,短轴切面显示(a)封堵器(星号)对三尖瓣(TV)开放活动没有影响,(b)彩色多普勒血流显示缺损处未见残余分流。LV,左心室;RA,右心房;TV,三尖瓣;TR,三尖瓣反流

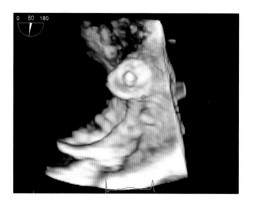

图 4.53　封堵器植入后,右心房侧三维视图显示封堵器完全展开

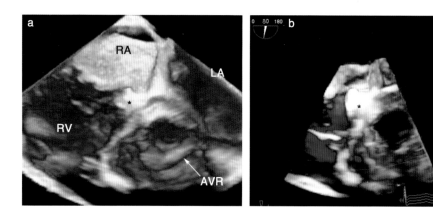

图 4.54　封堵器(星号)植入后的三维短轴视图显示:(a)封堵器远离人工主动脉瓣,(b)彩色多普勒血流显示未见残余分流信号。LA,左心房;RA,右心房;RV,右心室;AVR,主动脉瓣置换

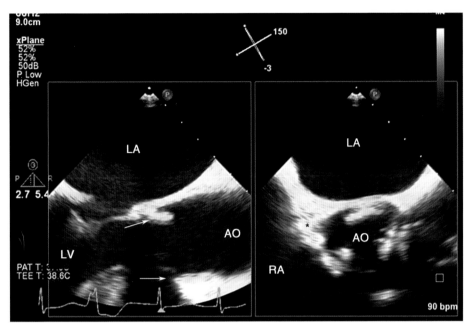

图 4.55 术后双平面视图长轴和短轴观显示之前置换的主动脉生物瓣（箭头）及附近的封堵器（星号）。LA，左心房；RA，右心房；LV，左心室；AO，主动脉

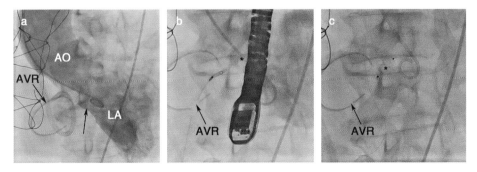

图 4.56 左心室造影显示左心室-右心房分流（箭头，a）。（b）封堵器（星号）的左盘打开并仍连接在输送导丝上。（c）右盘打开后释放封堵器（星号）。LA，左心房；AO，主动脉；AVR，主动脉瓣置换

左心室 - 右心房通道常见于先天性心脏病,后天获得性左心室 - 右心房通道很少见。房室间隔是二尖瓣和三尖瓣之间的薄膜,分隔左心室与右心房,在涉及主动脉瓣、二尖瓣或室间隔缺损修补的心脏手术中可能会损伤,这是获得性左心室 - 右心房通道最常见的原因。

获得性左心室 - 右心房通道传统上需要通过外科手术修补,但外科手术修补也存在二次开胸和体外循环风险。曾有报道成人经导管封堵术已获成功,其残余分流较少且无严重并发症。因此,为了避免二次开胸和体外循环风险,经导管封堵术是获得性左心室 - 右心房通道治疗的很好选择。

(陈静辉 译,王心宇 校)

推荐阅读

1. Amir D, Manish B, Yasser AK, et al. Transcatheter closure of acquired left ventricle-to-right atrium shunt: first case report in an infant and review of the literature. Pediatr Cardiol. 2013;34:1258–60.
2. Anna B, Emily G, Jacob G, et al. Percutaneous closure of a left ventricular pseudoaneurysm after Sapien XT transapical transcatheter aortic valve replacement. JACC Cardiovas Interv. 2012;5(12):e37–8.
3. Assaidi A, Sumian M, Mauri L, et al. Transcatheter closure of complex atrial septal defects is efficient under intracardiac echocardiographic guidance. Arch Cardiovasc Dis. 2014;107(12): 646–53.
4. Baruteau AE, Petit J, Lambert V, et al. Transcatheter closure of large atrial septal defects: feasibility and safety in a large adult and pediatric population. Circ Cardiovasc Interv. 2014;7(6): 837–43.
5. Bayar N, Arslan Ş, Çağırcı G, et al. Assessment of morphology of patent foramen ovale with transesophageal echocardiography in symptomatic and asymptomatic patients. J Stroke Cerebrovasc Dis. 2015;24(6):1282–6.
6. Chen HY, Pan CZ, Shu XH. Partially nroofed coronary sinus diagnosed by real-time dimensional transesophageal echocardiagraphy after operation of secundum atrial septal defect. Int J Cardiovasc Imaging. 2015;31(1):45–6.
7. Ho-Ping Y, An-Ning F, Shen-Kou T, et al. Transcatheter repair of iatrogenic aortic perforation complicating transseptal puncture for a catheter ablation of atrial arrhythmia. Acta Cardiol Sin. 2014;30:490492.
8. Jeng W, Ming CH, Shen KT, et al. Atrial septal occluder device embolization to an iliac artery: a case highlighting the utility of three-dimensional transesophageal echocardiography during percutaneous closure. Echocardiography. 2012;29(9):1128–31.
9. John ML, Jason HR. Interventional procedures for adult structural heart disease. Philadelphia: Elsevier; 2014. Ch. 12
10. John DC, John GW. Structural heart disease interventions. Philadelphia: Lippincott Williams & Wilkins; 2012. Ch. 12–15
11. Rajeev N, Prashant V, Martin G, et al. Percutaneous closure of left ventricular pseudoaneurysm. Ann Thorac Surg. 2012;94:e123–5.
12. Ralf H, David B, Qi LC, et al. Device closure of muscular ventricular septal defects using the Amplatzer muscular ventricular septal defect occluder immediate and mid-term results of a U.S. registry. JACC. 2004;43(7):1257–63.

13. Rodrigo EL, Jorge SF, Niclas VG, et al. Percutaneous closure of an aorto-atrial fistula after surgery for infective endocarditis. JACC Cardiovas Interv. 2012;2012:e15–7.

14. Ziyad MH, Fakhri H, Fadel AF, et al. Transcatheter closure of single muscular ventricular septal defects using the Amplatzer muscular VSD occluder: initial results and technical considerations. Cathet Cardiovasc Intervent. 2000;49:167–72.

介入手术并发症

5

5.1　引言

对病情危重、症状明显的结构性心脏病高危患者,介入治疗是除外科手术以外的可选治疗措施。术中经食管超声心动图在整个介入手术过程中提供实时成像指导,可以准确地评估并发症和手术结果,从而显著降低患者的并发症和死亡率。

介入治疗的并发症有多种,如经导管心脏瓣膜错位、心脏损伤、中央或瓣周反流、出血、卒中、冠状动脉闭塞等。在本章中,几乎对提到的并发症都进行了讨论。每个并发症至少有一个或多个病例,部分患者有较复杂的并发症。每个病例都讨论了并发症的发生及其严重程度、所采取的措施和治疗结果。

希望把我们既有完美的,也有瑕疵的、甚至是失败的诊疗经历均分享给所有读者,从这些病例中所得到的启发,对于准确认识、预测或有效应对所有复杂情况,提高介入治疗的安全性是重要的而且也是必需的。

(许小琦　译,陈旭　校)

5.2　经导管主动脉瓣植入术后脑卒中

患者男,84 岁,既往有冠心病(3 支血管病变)、严重主动脉瓣狭窄、慢性肾功能不全和高脂血症史,近期持续胸闷和劳力性呼吸困难。我们建议行经导管主动脉瓣植入术(图 5.1~ 图 5.9;视频 5.1~ 视频 5.8)。

手术过程中任何时间均可发生脑卒中,可能与以下几个因素有关:通过动脉输送较粗的导管、逆行穿越病变严重的主动脉瓣,以及在快速起搏和主动脉瓣植入过程中发生了大脑血流动力学的损害,此外,心房颤动和动脉粥样硬化患者也具有较高的脑血管事件发生风险。近年已开发了数种新型栓塞保护装置,以减少经导管主动脉瓣植入术后脑卒中和脑灌注异常的发生。

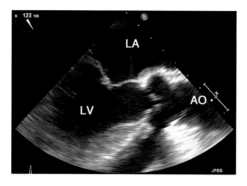

图 5.1 经食管超声心动图食管中段升主动脉长轴切面,显示增厚的主动脉瓣限制了瓣叶开放。LA,左心房;LV,左心室;AO,主动脉

视频5.1

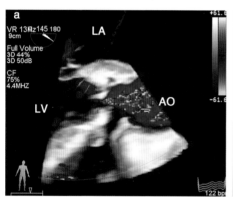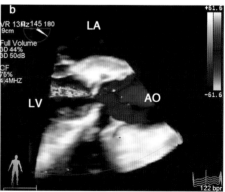

图 5.2 三维彩色多普勒超声显示收缩期通过增厚主动脉瓣的湍流血流(a)和舒张期轻度反流(b)。LA,左心房;LV,左心室;AO,主动脉

视频5.2

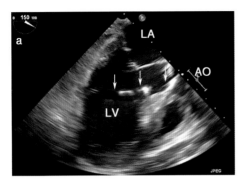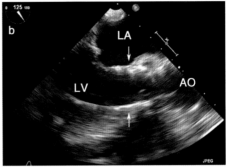

图5.3 经导管主动脉瓣植入术中,显示导引线(箭头,a)穿过主动脉瓣,然后CoreValve(29mm,箭头,b)送到合适位置并展开。LA,左心房;LV,左心室;AO,主动脉

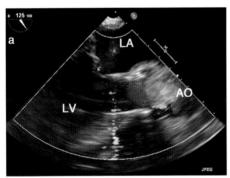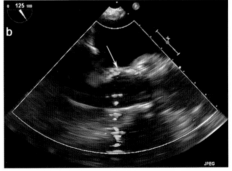

图5.4 经导管主动脉瓣植入术后的三维升主动脉长轴切面,显示CoreValve位置良好,收缩期没有加速血流通过(a),舒张期出现轻度瓣周漏(箭头,b)。LA,左心房;LV,左心室;AO,主动脉

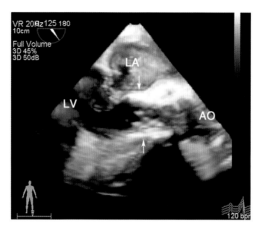

图 5.5 经导管主动脉瓣植入术后的三维升主动脉长轴切面，CoreValve 位置及展开良好（箭头）。LA，左心房；LV，左心室；AO，主动脉

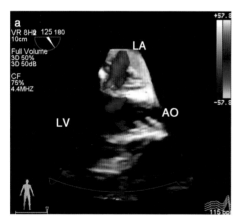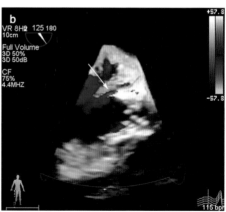

图 5.6 三维彩色多普勒超声显示 CoreValve 位置良好，收缩期没有加速血流通过（a），舒张期轻度瓣周漏（箭头，b）。LA，左心房；LV，左心室；AO，主动脉

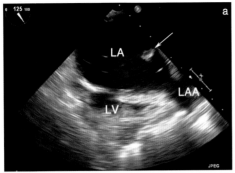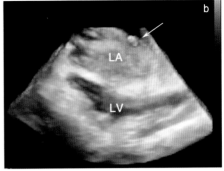

图 5.7　经导管主动脉瓣植入术中二维（a）和三维（b）经食管超声心动图，显示血栓样回声（箭头所示）在左心房快速漂动。LA，左心房；LV，左心室；LAA，左心耳

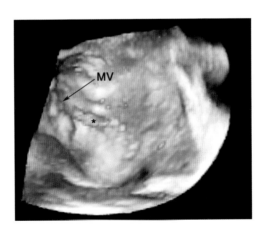

图 5.8　另一个视角，显示从左心房向左心室观察血栓样回声（星号）在左心房快速漂动。术后血栓消失，但患者未能恢复意识。MV，二尖瓣

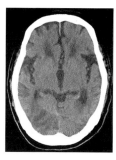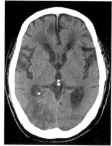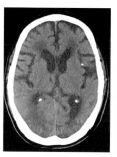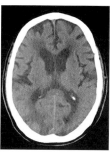

图 5.9 脑部 CT 检查证实血栓形成,双侧额叶、顶叶、枕叶多发脑梗死

（许小琦 译,陈旭 校）

5.3 主动脉瓣 Lotus 瓣膜瓣中瓣植入治疗瓣周漏

患者女,85 岁,因重度主动脉瓣狭窄和中度主动脉瓣反流,于 5 个月前接受了主动脉瓣植入术(Boston Lotus,27mm),术后虽发生中度瓣周漏,但因患者耐受良好遂出院并接受定期随访。最近因咳嗽和呼吸短促,超声心动图提示持续性瓣周反流。因此,我们实施第二次瓣中瓣植入术(图 5.10~ 图 5.22;视频 5.10~ 视频 5.20)。

图 5.10 三维经食管超声心动图食管中段升主动脉长轴切面显示主动脉瓣严重钙化,瓣膜活动受限。LA,左心房；LV,左心室；AO,主动脉；AV,主动脉瓣

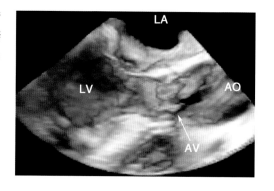

主动脉瓣环的精确定位是确保经导管心脏瓣膜植入手术成功的关键,而瓣膜植入未达最佳位置可导致瓣膜和瓣环不完全同步,从而使舒张期大量血液回流进入左心室。对于经导管心脏瓣膜植入位置不佳,若瓣膜植入过浅或过深,再次瓣中瓣植入则是减少主动脉瓣周反流的可靠治疗策略,第二枚瓣膜展开可使两个瓣膜重叠,从而封闭瓣环,故最初的手术失败转归为第二次手术成功。

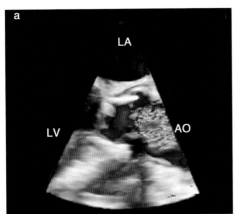
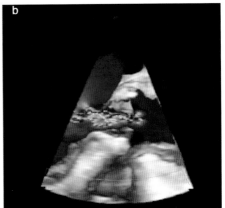

图5.11　彩色多普勒超声显示收缩期主动脉瓣近端湍流（a）和舒张期中度反流（b）。LA，左心房；LV，左心室；AO，主动脉

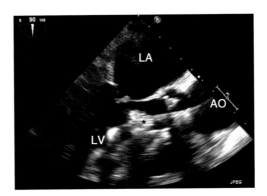

图5.12　经导管主动脉瓣植入术中，第一枚卷曲的Lotus瓣膜（星号，27mm）推送到目标位置。LA，左心房；LV，左心室；AO，主动脉

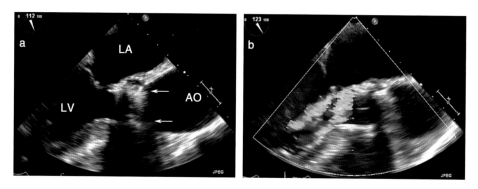

图 5.13 Lotus 瓣膜（箭头，a）展开后，彩色多普勒超声显示中度瓣周反流（b）。LA，左心房；LV，左心室；AO，主动脉

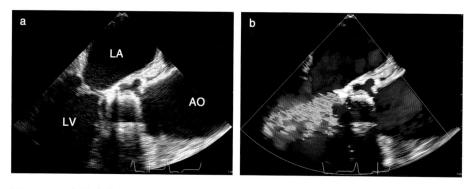

图 5.14 5 个月后随访（a）显示持续存在中度至重度瓣周反流（b）。LA，左心房；LV，左心室；AO，主动脉

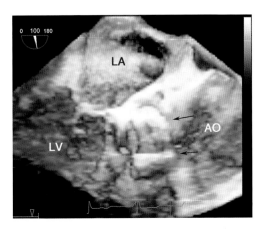

图 5.15 三维超声升主动脉长轴切面显示 Lotus 瓣膜（箭头）位于主动脉根部。LA，左心房；LV，左心室；AO，主动脉

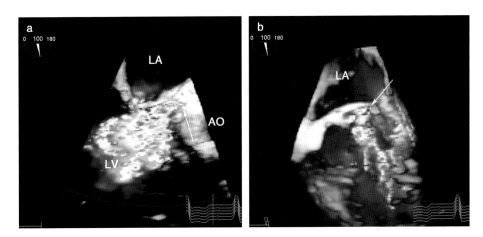

图 5.16 三维彩色多普勒超声升主动脉长轴切面（a）和非标准短轴切面（b）显示瓣周反流起源于 12 点钟位置（箭头）。LA，左心房；LV，左心室；AO，主动脉

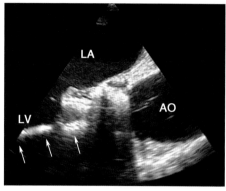
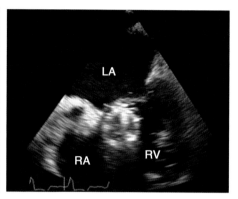

图 5.17 第二次瓣中瓣植入术中，X-plane 视图显示第二枚卷曲的 Lotus 瓣膜由输送系统（箭头）推送至第一枚瓣膜内。LA，左心房；LV，左心室；AO，主动脉；RA，右心房；RV，右心室

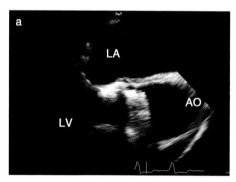
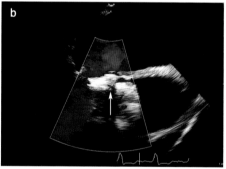

图 5.18 第二枚瓣膜展开后，Lotus 瓣膜位置良好（a），彩色多普勒超声显示只有微量瓣周漏（箭头，b）。LA，左心房；LV，左心室；AO，主动脉

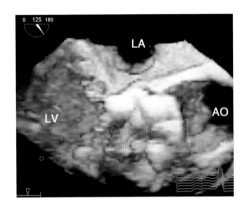

图 5.19 瓣中瓣植入术后的三维升主动脉长轴切面,显示第二枚 Lotus 瓣膜位置良好,瓣膜活动正常。LA,左心房;LV,左心室;AO,主动脉

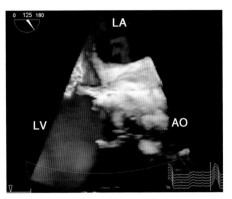

图 5.20 瓣中瓣植入术后,彩色多普勒超声三维升主动脉长轴切面显示仍存在微量瓣周漏。LA,左心房;LV,左心室;AO,主动脉

视频 5.19

视频 5.20

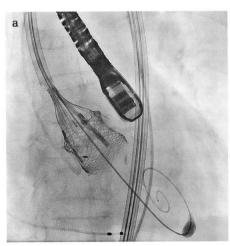

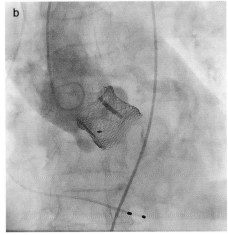

图 5.21 第一次经导管 Lotus 瓣膜植入术中 X 线图像(a),Lotus 瓣膜到达目标位置并展开(b),确认 Lotus 瓣膜位置无误,然后将其与输送系统分离

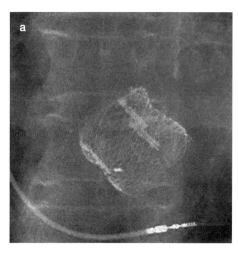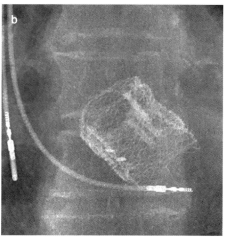

图 5.22　第一次 Lotus 瓣膜术后（a）和瓣中瓣植入术后胸部 X 线图像（b），第二枚 Lotus 瓣膜位于第一枚瓣膜内，位置在较深的升主动脉内

（许小琦　译，陈旭　校）

5.4　SAPIEN 瓣膜植入术治疗经导管 CoreValve 主动脉瓣植入后瓣周漏

　　患者男，67 岁，经导管植入 31mm CoreValve 主动脉瓣治疗重度主动脉瓣狭窄后即刻出现严重瓣周漏，患者拒绝接受进一步介入治疗。半年后，因呼吸困难和头晕进行超声心动图检查，提示大量瓣周漏。最终实施经导管主动脉瓣中瓣植入术（图 5.23~ 图 5.39；视频 5.23~ 视频 5.37）。

图 5.23　经食管超声心动图食管中段升主动脉长轴切面显示主动脉瓣钙化和瓣尖开放受限。LA，左心房；LV，左心室；AO，主动脉

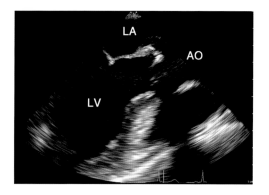

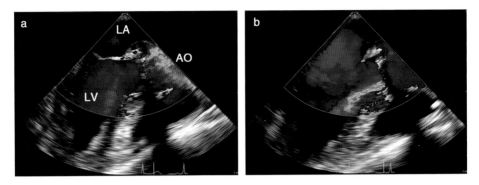

图 5.24　彩色多普勒超声显示主动脉瓣钙化引起左心室流出道湍流（a）和舒张期中度主动脉瓣反流（b）。LA，左心房；LV，左心室；AO，主动脉

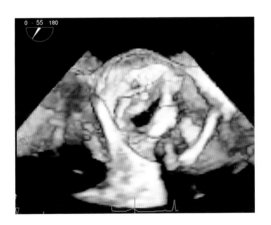

图 5.25　三维超声主动脉根部短轴切面显示二叶主动脉瓣严重钙化合并狭窄

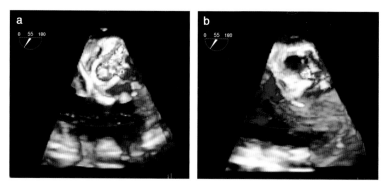

图 5.26 三维彩色多普勒超声主动脉根部短轴切面显示收缩期左心室流出道湍流（a）和舒张期中度主动脉瓣反流（b）

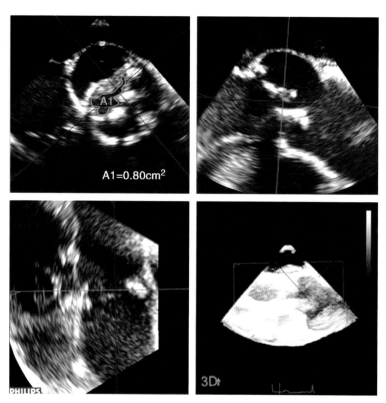

图 5.27 三维超声多平面重建后测量二叶主动脉瓣口面积 0.80cm²

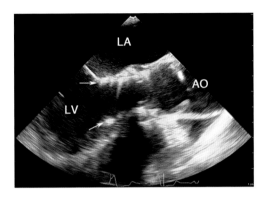

图 5.28　第一次介入治疗后，CoreValve（31mm，箭头处）在
主动脉根部展开。LA，左心房；LV，左心室；AO，主动脉

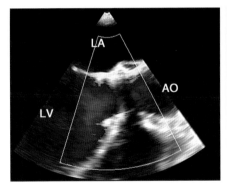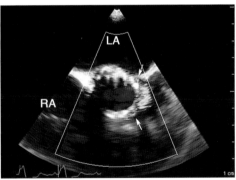

图 5.29　彩色多普勒超声 X-plane 右图显示大量瓣周漏源自 1~4 点钟方向（箭头之间）。
LA，左心房；LV，左心室；RA，右心房；AO，主动脉

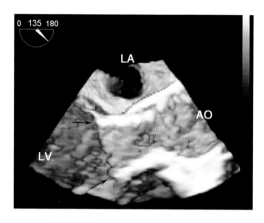

图 5.30　三维超声升主动脉长轴切面显示主动脉根部
CoreValve（箭头所示）。LA，左心房；LV，左心室；AO，主动脉

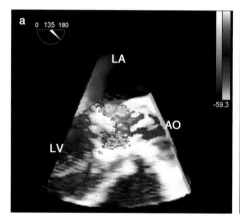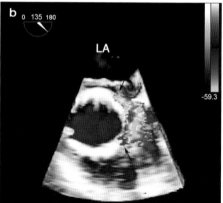

图 5.31　三维彩色多普勒超声升主动脉长轴切面显示大量瓣周漏（箭头处，a），主动脉根部
短轴切面显示瓣周漏源自 1~4 点钟方向（箭头处，b）。LA，左心房；LV，左心室；AO，主动脉

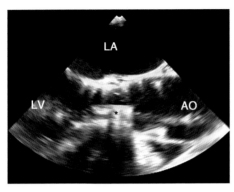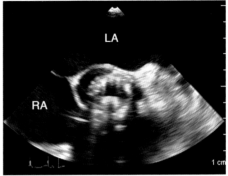

图 5.32 第二次瓣中瓣植入术中 X-plane 显示未展开的 SAPIEN 瓣（29mm，星号处）通过输送系统（箭头处）植入到之前的 CoreValve 中。LA，左心房；LV，左心室；RA，右心房；AO，主动脉

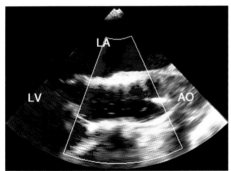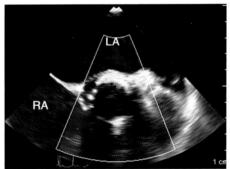

图 5.33 术中彩色多普勒超声显示球囊膨胀、扩展 SAPIEN 瓣，仅残留少量瓣周漏。LA，左心房；LV，左心室；RA，右心房；AO，主动脉

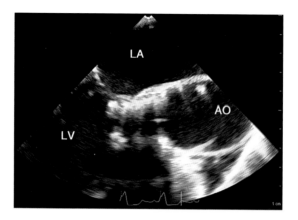

图 5.34　瓣中瓣植入术后,CoreValve 内 SAPIEN 瓣位置及功能正常。LA,左心房;LV,左心室;AO,主动脉

视频5.34

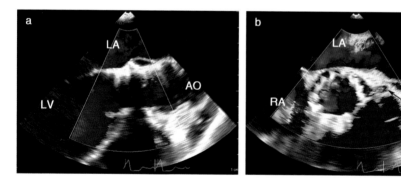

图 5.35　瓣中瓣植入术后的彩色多普勒超声升主动脉长轴切面(a)及主动脉根部短轴切面(b)显示残余少量瓣周漏,短轴切面显示左冠状动脉(LCA)血流。LA,左心房;LV,左心室;RA,右心房;AO,主动脉

视频5.35a

视频5.35b

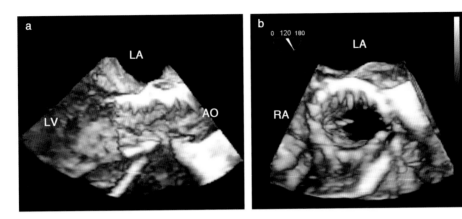

图 5.36　瓣中瓣植入术后的三维超声升主动脉长轴切面（a）及主动脉根部短轴切面（b）显示 CoreValve 内 SAPIEN 瓣膜位置及功能正常。LA，左心房；LV，左心室；RA，右心房；AO，主动脉

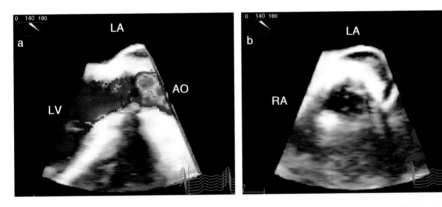

图 5.37　瓣中瓣植入术后的三维彩色多普勒超声升主动脉长轴（a）及主动脉根部短轴切面（b）显示少量瓣周漏。LA，左心房；LV，左心室；RA，右心房；AO，主动脉

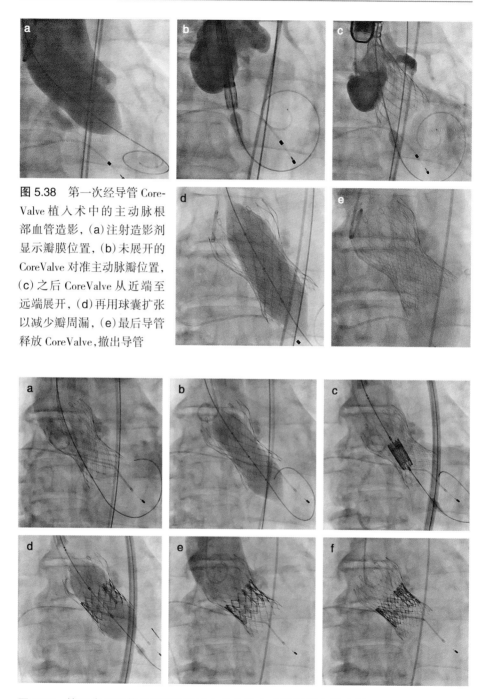

图 5.38 第一次经导管 Core-Valve 植入术中的主动脉根部血管造影，（a）注射造影剂显示瓣膜位置，（b）未展开的 CoreValve 对准主动脉瓣位置，（c）之后 CoreValve 从近端至远端展开，（d）再用球囊扩张以减少瓣周漏，（e）最后导管释放 CoreValve，撤出导管

图 5.39 第二次经导管 SAPIEN 瓣植入术中的主动脉根部血管造影，（a）导丝穿过之前植入的 CoreValve，（b）球囊扩张 CoreValve，（c）SAPIEN 瓣植入至 CoreValve 合适位置，（d）展开 SAPIEN 瓣，（e,f）撤出输送鞘，确认瓣膜位置且冠状动脉无阻塞

经导管主动脉瓣植入术后发生瓣周漏的情况比外科主动脉瓣置换术更多见，人工瓣膜尺寸过小、扩张不足、定位不准确或钙化影响支架扩张都均可引起瓣周漏，即使是微量瓣周漏也会增加晚期死亡率。经皮瓣周漏修补术治疗经导管主动脉瓣植入后瓣周漏的临床经验虽然有限，但瓣中瓣植入术可能是这些高危患者较合理的选择。

在这些病例中，主动脉瓣由于二瓣化出现明显钙化，妨碍了 CoreValve 扩张，导致严重瓣周漏。SAPIEN 瓣膜支架较 CoreValve 短小，有利于更好地控制人工瓣膜的释放位置，瓣环贴合更好，因此，选择一个 SAPIEN 瓣膜进行瓣中瓣植入更有利于减少瓣周漏。

（陈栩畅　译，陈旭　校）

5.5　CoreValve 滑脱入升主动脉

患者男，86 岁，既往有高血压、痛风性关节炎、血脂异常及痴呆史。主诉劳力性呼吸困难及全身乏力数月。听诊于胸骨右缘闻及 2/6 级收缩期杂音，超声心动图检查提示中重度主动脉瓣反流及轻度主动脉瓣狭窄。拟实施经导管主动脉瓣植入术（图 5.40~ 图 5.47；视频 5.40~ 视频 5.46）。

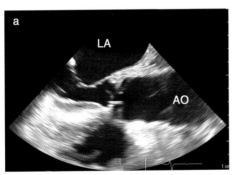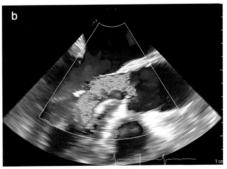

图 5.40　经食管超声心动图食管中段升主动脉长轴切面（a）及彩色多普勒超声（b）显示主动脉瓣叶增厚、脱垂，导致主动脉瓣轻度狭窄及中重度反流。LA，左心房；AO，主动脉

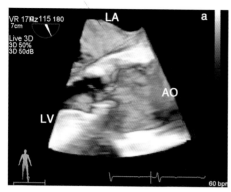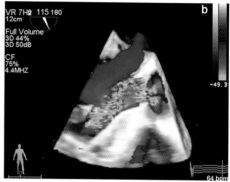

图 5.41 三维超声食管中段升主动脉长轴切面（a）及彩色多普勒（b）可见主动脉瓣叶增厚、脱垂，导致主动脉瓣轻度狭窄及中重度反流。LA，左心房；LV，左心室；AO，主动脉

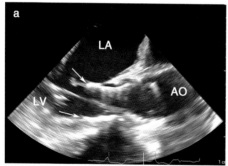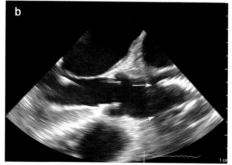

图 5.42 经导管主动脉瓣植入术中，CoreValve（箭头处）在正常位置展开（a），但是，在释放时 CoreValve 向上滑脱进入升主动脉（b）。LA，左心房；LV，左心室；AO，主动脉

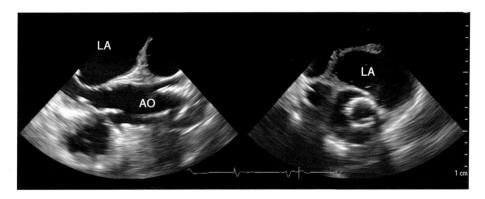

图 5.43 三维超声 X-plane 显示 CoreValve 在没有充分展开的情况下向上滑脱至升主动脉。LA,左心房;AO,主动脉

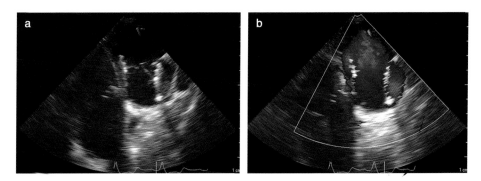

图 5.44 植入的第一枚 CoreValve 在释放数分钟后滑脱进入升主动脉,滑脱的人工瓣膜外形正常,随心动周期瓣叶开放及闭合较完全(a),无明显湍流(b)

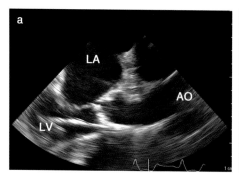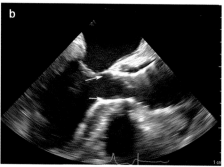

图 5.45　植入第二枚 CoreValve（a），人工瓣膜（箭头处）展开和定位正常（b）。LA，左心房；LV，左心室；AO，主动脉

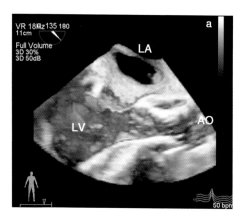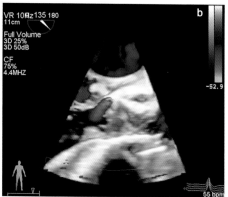

图 5.46　经导管主动脉瓣植入术后，三维超声升主动脉长轴切面显示新植入的 CoreValve 展开和定位正常（a），彩色多普勒超声（b）仅可见少量瓣周漏。LA，左心房；LV，左心室；AO，主动脉

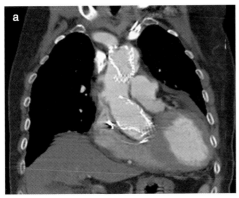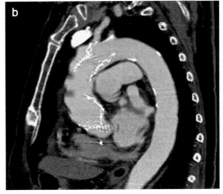

图 5.47 X线计算机断层增强扫描冠状切面(a)和矢状切面(b)显示人工瓣膜位置,滑脱的 CoreValve 位于升主动脉,在无名动脉与左颈总动脉之间,另一枚 CoreValve 在主动脉根部

经导管心脏瓣膜植入术中瓣膜滑脱是不能完全预防的一种并发症,退行性病变瓣膜狭窄中自然瓣瓣环钙化的缺失,可能增加人工瓣膜滑脱的风险。

这个病例经导管主动脉瓣植入术的主要目的是治疗由于左冠瓣脱垂引起的主动脉瓣反流,因此,没有钙化的主动脉瓣环不能很好地固定 CoreValve,幸运的是,由于 CoreValve 的自膨胀特性,人工瓣膜在升主动脉内是稳定的,没有引起主动脉损伤或瓣架折断。

(陈栩畅 译,陈旭 校)

5.6 SAPIEN 瓣膜滑脱入腹主动脉

患者男,86 岁,既往有冠状动脉疾病、高血压及外周动脉闭塞性疾病史,主诉偶发胸痛及劳力性呼吸困难两年就诊我院门诊部。查体所有听诊区均闻及 3 级杂音,经胸超声心动图检查提示重度主动脉瓣狭窄。因此,实施经导管主动脉瓣植入术(图 5.48~ 图 5.61;视频 5.48~ 视频 5.58)。

经导管心脏瓣膜栓塞最常见的原因是人工瓣膜释放位置太高进入了升主动脉,滑脱的人工瓣膜可以栓塞主动脉的任何部位。保持人工瓣膜的同轴性可防止其倒置阻碍主动脉血流,通过一个膨胀的瓣膜成形球囊将人工瓣膜回撤至较远主动脉中的安全位置重新定位,可以避免主动脉损伤。

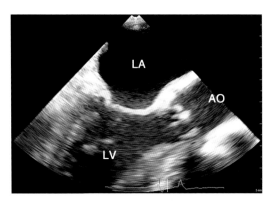

图 5.48　经食管超声心动图食管中段升主动脉长轴切面显示主动脉瓣钙化,瓣尖开放受限。LA,左心房;LV,左心室;AO,主动脉

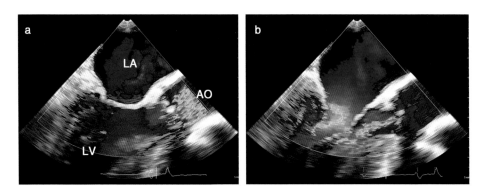

图 5.49　彩色多普勒超声食管中段升主动脉长轴切面显示主动脉瓣钙化导致瓣尖开放受限,引起左心室流出道收缩期湍流(a)和舒张期主动脉瓣轻中度反流(b)。LA,左心房;LV,左心室;AO,主动脉

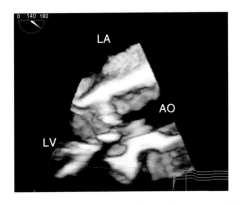

图 5.50　三维超声食管中段升主动脉长轴切面显示主动脉瓣钙化导致瓣尖开放受限。LA,左心房;LV,左心室;AO,主动脉

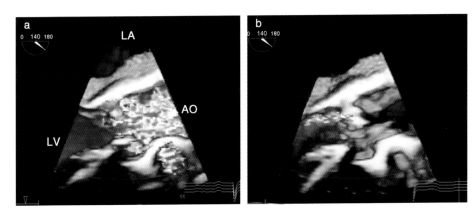

图 5.51　三维彩色多普勒超声显示收缩期通过钙化主动脉瓣的湍流血流(a)及舒张期轻中度主动脉瓣反流(b)。LA,左心房;LV,左心室;AO,主动脉

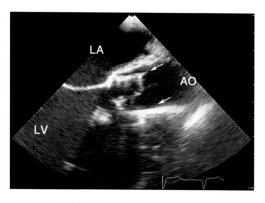

图 5.52　经导管主动脉瓣植入术中，导丝穿过钙化的主动脉瓣并展开 SAPIEN 瓣膜（箭头处）。LA，左心房；LV，左心室；AO，主动脉

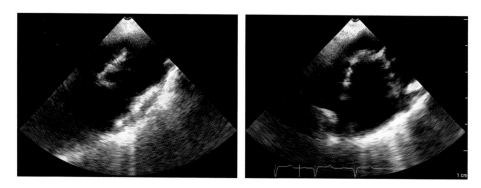

图 5.53　三维彩色多普勒超声 X-plane 显示 SAPIEN 瓣膜释放后立即向上滑脱至升主动脉

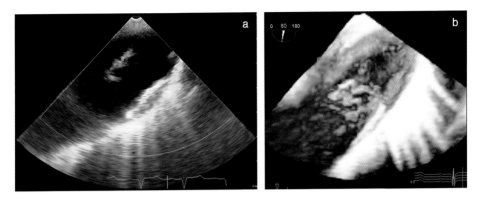

图 5.54　升主动脉二维（a）和三维（b）超声显示滑脱的 SARIEN 瓣膜在升主动脉中不稳定并不断摆动

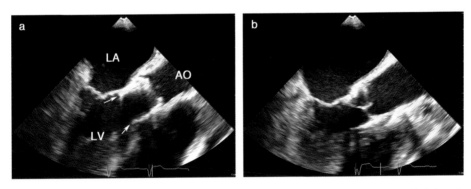

图 5.55　立即植入第二枚 SAPIEN 瓣膜（箭头处），人工瓣膜在主动脉瓣环上定位良好，收缩（a）和舒张功能正常（b）。LA，左心房；LV，左心室；AO，主动脉

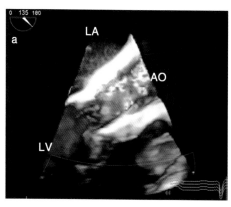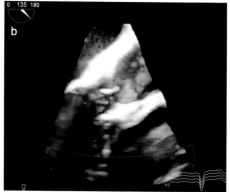

图 5.56 第二枚 SAPIEN 瓣膜植入后三维彩色多普勒超声显示收缩期正常的左心室流出道（a）血流及舒张期人工瓣膜微量反流（b）。LA，左心房；LV，左心室；AO，主动脉

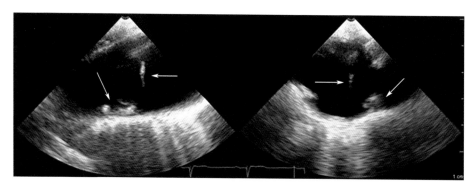

图 5.57 术中二维经食管超声心动图显示升主动脉数个血栓样回声（箭头处）漂浮于升主动脉

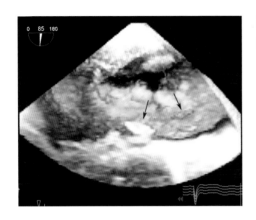

图 5.58 术中三维超声显示升主动脉数个异常回声(箭头处)漂浮于升主动脉

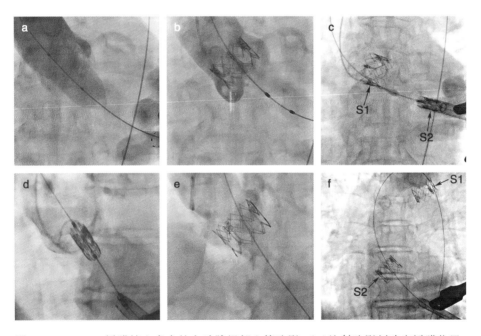

图 5.59 SAPIEN 瓣膜植入术中的主动脉根部血管造影,(a)注射造影剂确定瓣膜位置,导引导管对准并穿过主动脉瓣环,(b)释放 SAPIEN 瓣膜,但位置过高进入了升主动脉,(c)第一枚植入的 SAPIEN 瓣膜(S1)向上滑脱至升主动脉,立即植入第二枚未展开的 SAPIEN 瓣膜(S2),(d,e)确定人工主动脉瓣位置并展开,(f)确定两枚 SAPIEN 瓣的相对位置

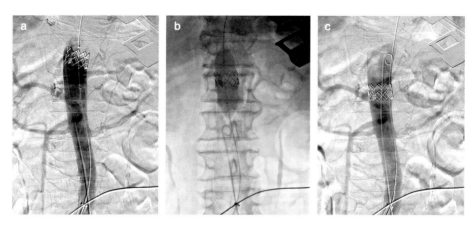

图 5.60 腹主动脉造影与数字减影术，（a）第一枚植入的 SAPIEN 瓣膜及其同轴线滑脱至腹主动脉，（b）膨胀瓣膜成形球囊以固定 SAPIEN 瓣膜位置，（c）显示人工瓣膜的最终位置，无明显主动脉损伤或梗阻

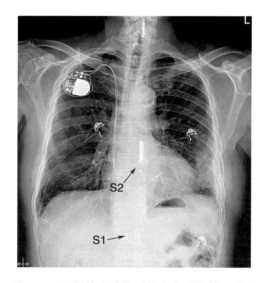

图 5.61 经导管主动脉瓣植入术后胸部 X 线显示第一枚植入并滑脱的 SAPIEN 瓣膜（S1）位于腹主动脉，主动脉根部可见另一枚 SAPIEN 瓣膜（S2）

（陈栩畅　译，陈旭　校）

5.7 经导管主动脉瓣植入术后冠状动脉阻塞

患者女,84 岁,既往有糖尿病和高血压病史,主诉近期胸闷不适。超声心动图及冠脉造影检查提示重度主动脉瓣狭窄和冠状动脉双支病变。建议实施经导管主动脉瓣植入和经皮冠状动脉介入治疗(图 5.62~ 图 5.72;视频 5.62~ 视频 5.68)。

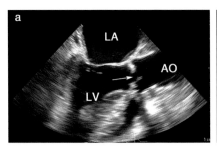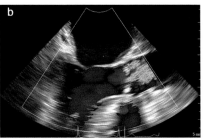

图 5.62 经食管超声心动图食管中段长轴切面二维及彩色多普勒超声显示增厚的主动脉瓣限制了瓣尖开放(箭头所指 a),导致左心室流出道呈湍流血流(b)。LA,左心房;LV,左心室;AO,主动脉

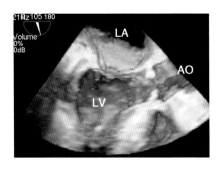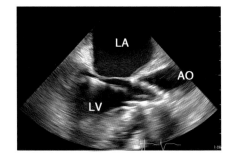

图 5.63 三维经食管超声心动图食管中段长轴切面显示增厚的主动脉瓣限制了瓣尖开放。LA,左心房;LV,左心室;AO,主动脉

图 5.64 经导管主动脉瓣植入术中,导丝穿过主动脉瓣推送 CoreValve(26mm)。LA,左心房;LV,左心室;AO,主动脉

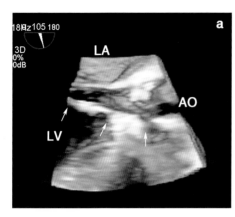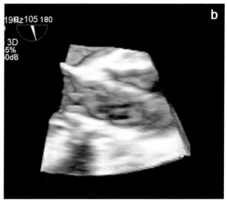

图 5.65 经食管三维超声心动图显示术中导丝(箭头所指 a)穿过主动脉瓣并展开释放 CoreValve(b)。LA,左心房;LV,左心室;AO,主动脉

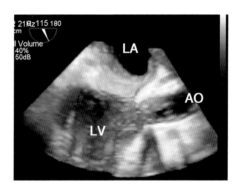

图 5.66 经导管主动脉瓣植入术后,三维经食管超声心动图食管中段长轴切面显示主动脉瓣位置良好。LA,左心房;LV,左心室;AO,主动脉

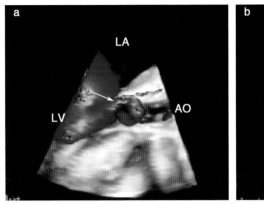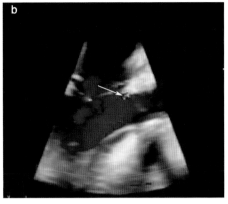

图 5.67　CoreValve 释放后,即刻三维经食管彩色多普勒超声心动图显示轻度瓣周漏(箭头所指,a),随后人工瓣膜保持自膨胀状态,瓣周漏减少(b)。LA,左心房;LV,左心室;AO,主动脉

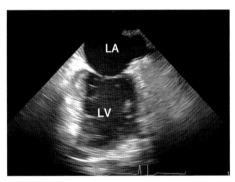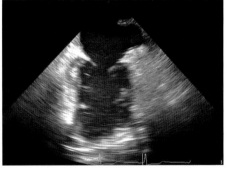

图 5.68　然而在 CoreValve 充分扩张后,立即出现了严重的左心室功能障碍。LA,左心房;LV,左心室

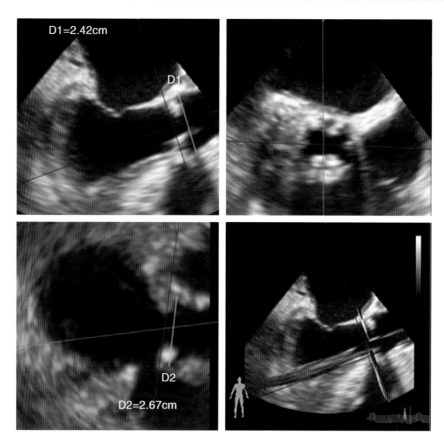

图 5.69　为分析左心室功能障碍发生原因,对三维超声图像进行了多平面重建扫查,在矢状面和冠状面上测量 Valsalva 窦的直径分别为 2.42cm(D1)和 2.67cm(D2),因此导致主动脉瓣扩张后,无足够空间容纳原主动脉瓣,从而堵塞冠状动脉口

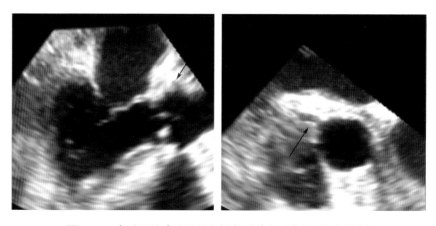

图 5.70　多平面重建显示了左冠状动脉主干位置(箭头所指)

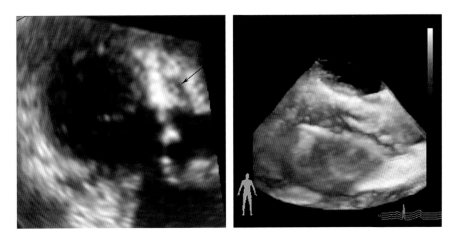

图 5.70（续）

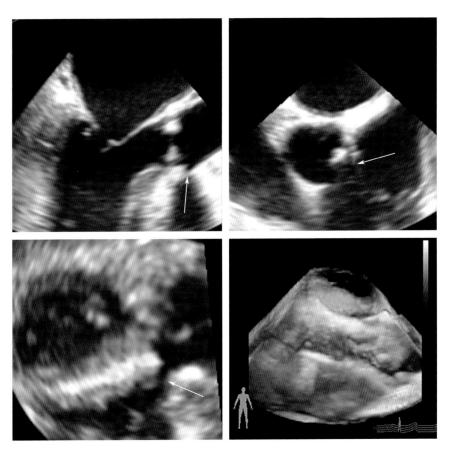

图 5.71　多平面重建显示了右冠状动脉位置（箭头所指）

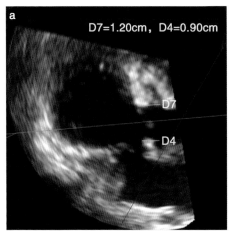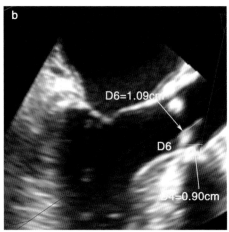

图 5.72 左冠状动脉主干开口(D7)和右冠状动脉开口(D4)高度分别为 1.20cm 和 0.90cm (a),主动脉瓣尖长度(D6)为 1.09cm,长于右冠状动脉开口高度(D4),有明显阻塞开口的风险(b)

大多数冠状动脉阻塞发生在瓣膜植入术后不久,原因是术后原钙化的主动脉瓣尖移位到冠状动脉开口处,多见于左冠状动脉。女性、既往无心脏搭桥手术史可能是发生阻塞的危险因素;主动脉根部及窦部较窄也可能是导致阻塞的另一个重要因素(瓣膜植入术后,无足够空间容纳原钙化的主动脉瓣叶)。

(林碧琴 译,沈梦茜 校)

5.8 二尖瓣瓣中瓣植入术后医源性冠脉损伤

患者女,42 岁,有感染性心内膜炎病史。主诉 15 年前曾接受二尖瓣和主动脉置换术,术后坚持长期规律治疗,但数月前出现活动后呼吸困难。超声心动图检查提示二尖瓣人工瓣膜功能不全,有重度反流和中度狭窄。因此,实施了经导管二尖瓣瓣中瓣植入术(图 5.73~ 图 5.82;视频 5.73~ 视频 5.82)。

经心尖部途径的二尖瓣瓣中瓣植入手术过程中,会在左侧胸腔做一个小开口观察并直接穿刺左心室心尖部,然后将输送鞘管插入左心室腔内。本病例多次直接穿刺患者左心室心尖部以寻找最合适的位置送入输送鞘管,术后缝合并封闭穿刺部位,反复操作则可能损伤冠状动脉,最终患者心脏功能受损。

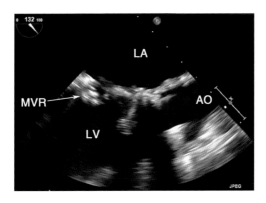

图 5.73　经食管二维超声心动图食管中段长轴切面显示二尖瓣生物瓣置换术后,生物瓣已无法正常开启和关闭。LA,左心房;LV,左心室;AO,主动脉;MVR,二尖瓣置换术

视频5.73

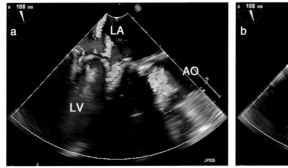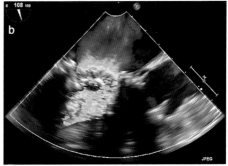

图 5.74　经食管彩色多普勒超声心动图食管中段长轴切面显示收缩期二尖瓣重度反流(a),舒张期通过二尖瓣生物瓣的血流呈五彩镶嵌血流信号(b)。LA,左心房;LV,左心室;AO,主动脉

视频5.74

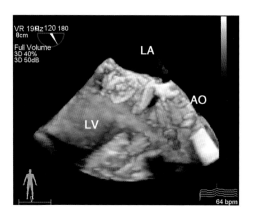

图 5.75　三维经食管超声心动图食管中段长轴切面显示二尖瓣生物瓣已无法正常开启和关闭。LA,左心房;LV,左心室;AO,主动脉

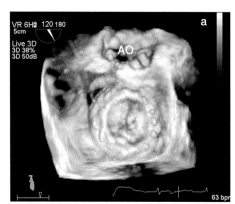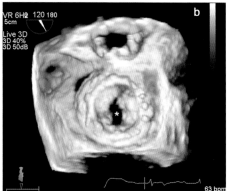

图 5.76　三维经食管超声心动图从心底向心尖方向显示舒张期增厚的二尖瓣生物瓣脱入左心房(a),同时生物瓣叶活动受限,瓣口面积减小(星号 b)。AO,主动脉

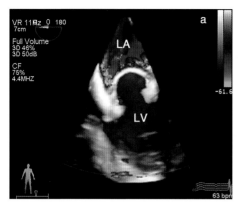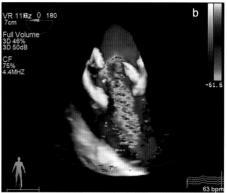

图5.77 三维经食管彩色多普勒超声心动图显示收缩期二尖瓣重度反流（a），舒张期通过二尖瓣生物瓣的血流呈五彩镶嵌血流信号（b）。LA，左心房；LV，左心室

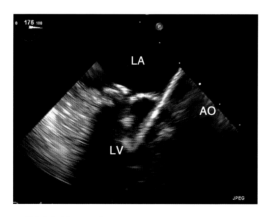

图5.78 经导管瓣中瓣植入术中，经多次尝试后找到左心室心尖合适位置，导引导管再次穿过二尖瓣生物瓣。LA，左心房；LV，左心室；AO，主动脉

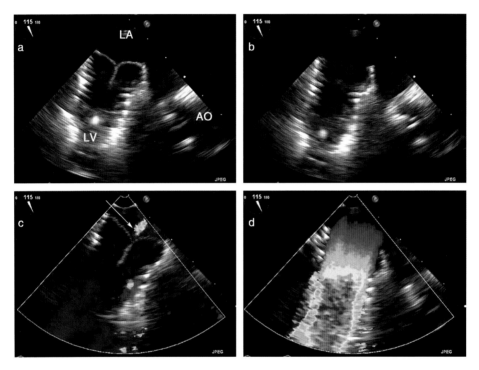

图 5.79　Lotus 瓣膜(27mm)植入后,整个心动周期瓣叶关闭(a)及开放(b)良好,彩色多普勒超声显示收缩期瓣中瓣微量反流(箭头所示 c),舒张期瓣中瓣呈层流血流(d)。LA,左心房;LV,左心室;AO,主动脉

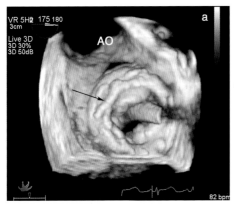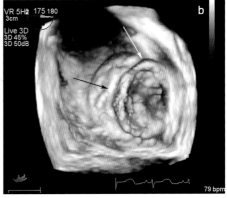

图 5.80 三维经食管超声心动图从心底向心尖方向显示导引导管穿过二尖瓣生物瓣（黑色箭头所指 a），可见 Lotus 瓣膜套在里面（白色箭头所指 b）。AO，主动脉

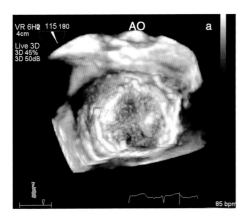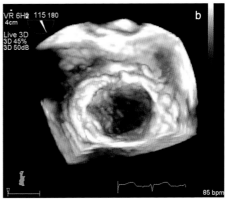

图 5.81 三维经食管超声心动图从心底向心尖方向显示术后整个心动周期内 Lotus 瓣膜关闭（a）及开放（b）良好。AO，主动脉

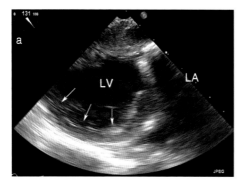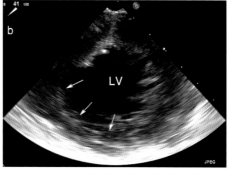

图 5.82 经食管超声心动图胃底左心室两腔心切面（a）及左心室短轴切面（b）显示关闭左侧胸腔后对心尖部进行评估,发现左心室前壁运动消失并有室壁瘤形成。LA,左心房;LV,左心室

（林碧琴　译,沈梦茜　校）

5.9　经导管主动脉瓣植入术后主动脉周围血肿及冠状动脉损伤

　　患者男,86 岁,既往有 2 型糖尿病及慢性肾衰竭病史。主诉近一个月持续性劳力性呼吸困难及胸闷,外院诊断高危主动脉瓣狭窄,遂入院接受进一步治疗(图 5.83~ 图 5.99;视频 5.83~ 视频 5.97)。

　　主动脉周围血肿可能是由主动脉微小动脉瘤形成。与主动脉壁内血肿相比,壁内血肿是血液贮留在主动脉壁内,而主动脉周围血肿是主动脉三层血管壁的微小穿孔形成微小动脉瘤所致,且血肿主要表现为主动脉根部外周组织的团块影。血肿可能是在经导管瓣膜球囊扩张过程中,较大的钙化斑块拉伸了主动脉使其穿孔形成。

　　主动脉周围血肿一般可自愈,一旦球囊放气或主动脉不再拉伸,则微小穿孔就会迅速闭合。其保守治疗包括给予鱼精蛋白,持续插管,限制活动,控制血压等,效果良好。然而,若不了解这种并发症,则可能因不可控高血压导致主动脉壁内持续性出血,最终形成壁内血肿。

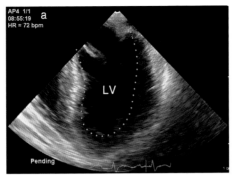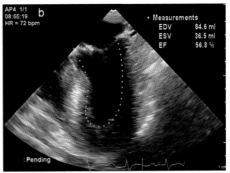

图 5.83　经食管超声心动图食管中段四腔心切面显示左心室舒张期（a）和收缩期（b），测量左心功能基本指标（EDV 舒张末期容积，ESV 收缩末期容积，EF 射血分数）。LV，左心室

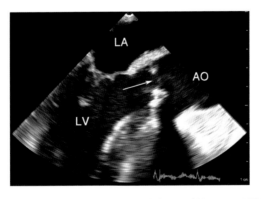

图 5.84　经食管二维超声心动图食管中段长轴切面显示增厚钙化的主动脉瓣（箭头）活动受限。LA，左心房；LV，左心室；AO，主动脉

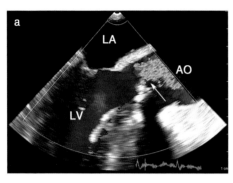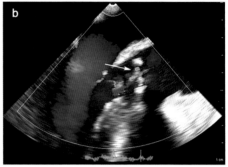

图 5.85 经食管彩色多普勒超声心动图食管中段长轴切面显示收缩期从左心室至主动脉的高速射流血流信号(箭头所指 a),舒张期有轻中度主动脉瓣反流(箭头所指 b)。LA,左心房;LV,左心室;AO,主动脉

视频5.85

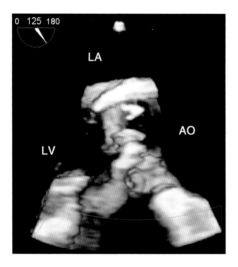

图 5.86 经食管三维超声心动图食管中段长轴切面显示钙化的主动脉瓣限制了瓣尖分离。LA,左心房;LV,左心室;AO,主动脉

视频5.86

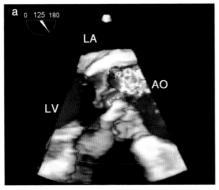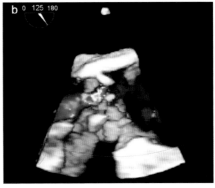

图 5.87　三维经食管彩色多普勒超声心动图显示收缩期高速湍流血流穿过钙化的主动脉瓣（a），舒张期轻中度主动脉瓣反流（b）。LA，左心房；LV，左心室；AO，主动脉

视频5.87

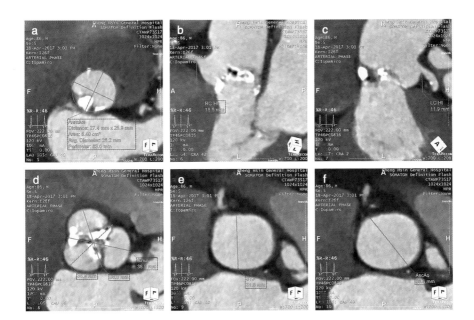

图 5.88　主动脉根部 CT 断层扫描，（a）主动脉根部瓣环最大直径 27.4mm，瓣环周长 25.9mm，右冠状动脉（b）和左冠状动脉（c）高度分别为 18.5mm 和 11.9mm，（d）横断面显示左冠状窦（38.5mm）、右冠状窦（36.0mm）、无冠状窦（35.9mm）的最大直径。窦管交界（e）和升主动脉（f）的直径分别为 31.5mm 和 36.6mm

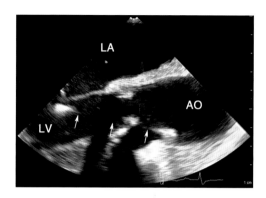

图 5.89　经导管主动脉瓣植入术中,显示导丝(箭头所指)向前穿过主动脉瓣。LA,左心房;LV,左心室;AO,主动脉

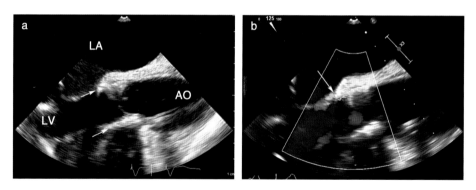

图 5.90　当 SAPINE 瓣膜(29mm,箭头所指,a)刚展开时会出现轻度瓣周漏(箭头所指,b)。LA,左心房;LV,左心室;AO,主动脉

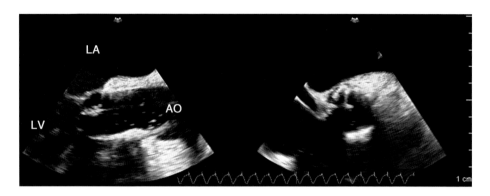

图 5.91　再次球囊充气扩张 SAPINE 瓣膜，X-plane 显示气囊将生物瓣膜撑开。LA，左心房；LV，左心室；AO，主动脉

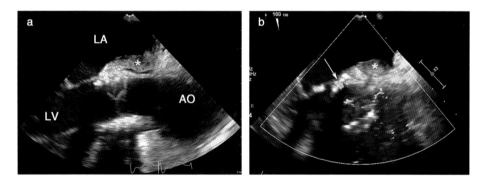

图 5.92　生物瓣膜再次展开后（a），SAPINE 瓣膜功能正常，仅有微量瓣周漏（箭头所指 b），但主动脉根部外周可见血肿（星号所指）。LA，左心房；LV，左心室；AO，主动脉

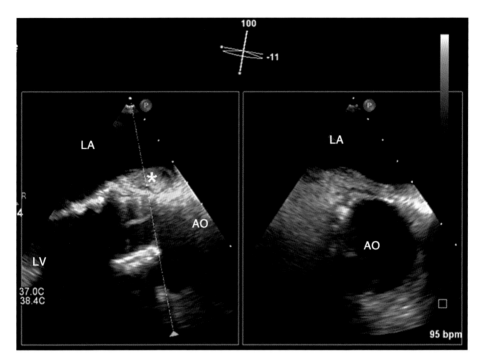

图 5.93　X-plane 显示血肿围绕在主动脉根部外周(星号所指),可能是由于主动脉微小穿孔所致。LA,左心房;LV,左心室;AO,主动脉

图 5.94　三维经食管超声心动图食管中段长轴切面显示主动脉根部外周血肿(星号所指)。LA,左心房;LV,左心室;AO,主动脉

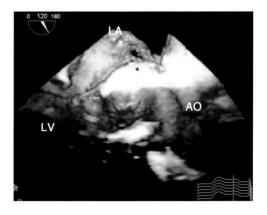

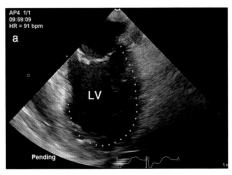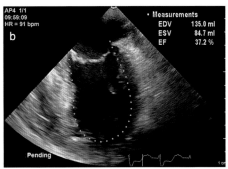

图 5.95　经食管超声心动图食管中段四腔心切面显示左心室舒张期（a）和收缩期（b），
SAPINE 瓣膜完全扩张后即刻左心室功能障碍（EDV 舒张末期容积、ESV 收缩末期容积、EF
射血分数）。LV，左心室

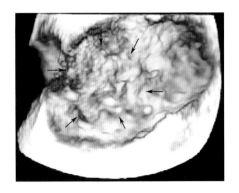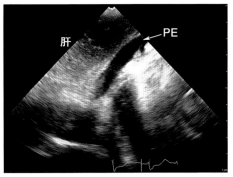

图 5.96　术中显示降主动脉斑块（箭头
所指）

图 5.97　术后显示心包积液，可能是主动脉
破裂并发症

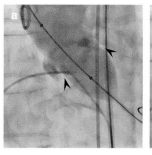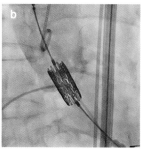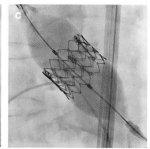

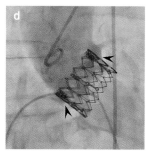

图5.98　SAPIEN 瓣膜植入术中主动脉根部血管造影，(a)造影显示主动脉瓣尖位置(箭头所指)，(b)SAPIEN 瓣膜气囊对准主动脉瓣尖，(c)气囊撑开 SAPIEN 瓣膜，(d)人工瓣膜位于1/2瓣环平面以下(箭头所示)

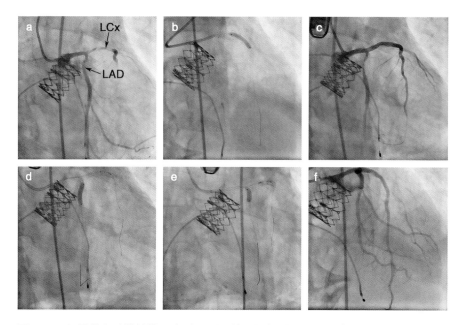

图5.99　经导管主动脉瓣植入术后，心电图提示严重的 ST 段下移，(a)冠状动脉造影提示左前降支(LAD)造影剂充盈缺损，左旋支(LCx)近端造影剂填充模糊，左冠状动脉主干及左旋支近端可见夹层分离内膜片，(b~e)导丝进入左前降支和左旋支，球囊扩张后放入支架，(f)支架植入后，造影显示左前降支和左旋支血流充盈良好

（林碧琴　译，沈梦茜　校）

5.10 经导管主动脉瓣植入术后医源性室间隔缺损及肿瘤侵袭

患者男，86 岁，因主动脉瓣狭窄曾接受经导管主动脉瓣植入术，术后发现医源性室间隔缺损。为封闭室间隔缺损，我们建议实施封堵器植入术，但因超声心动图检查发现右心房和下腔静脉肿瘤而推迟手术。经肿瘤科会诊后发现肝右叶肝细胞癌（第 6 段和第 7 段）侵犯肝右静脉、下腔静脉并延伸至右心房，伴有淋巴结和左肾上腺转移，遂接受放疗。

经导管主动脉瓣植入术后的医源性室间隔缺损通常是由于局部瓣环撕裂并延伸至右心室流出道，但也可能像本病例一样是由于经导管瓣膜植入时直接损伤室间隔所致。经皮封堵是治疗经导管主动脉瓣植入术后医源性室间隔缺损的首选方法，因为接受经导管主动脉瓣植入术的患者通常有手术高风险或手术禁忌，不适合选择开放式外科手术（图 5.100~ 图 5.115；视频 5.100~ 视频 5.114）。

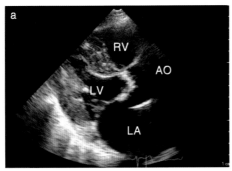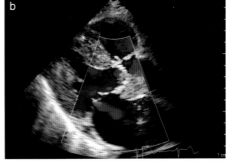

图 5.100 胸骨旁超声升主动脉长轴切面（a）与彩色多普勒超声（b）显示主动脉瓣增厚，瓣尖活动受限，开放幅度减小，导致左心室流出道湍流。LA，左心房；LV，左心室；AO，主动脉；RV，右心室

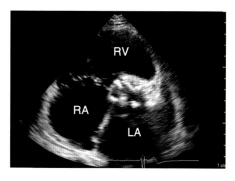

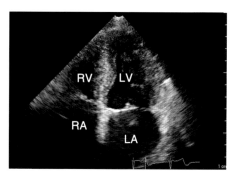

图 5.101 胸骨旁超声主动脉根部短轴切面显示主动脉瓣增厚,瓣口狭窄。LA,左心房;RA,右心房;RV,右心室

图 5.102 心尖四腔心切面显示心脏结构完整,功能正常。LA,左心房;LV,左心室;RA,右心房;RV,右心室

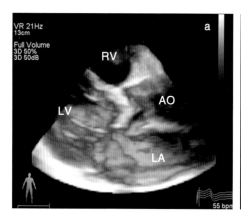

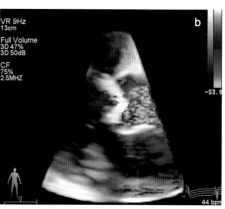

图 5.103 三维超声胸骨旁升主动脉长轴切面(a)与彩色多普勒超声(b)显示主动脉瓣增厚,瓣尖活动受限,开放幅度减小,导致左心室流出道湍流。LA,左心房;LV,左心室;AO,主动脉;RV,右心室

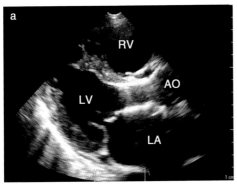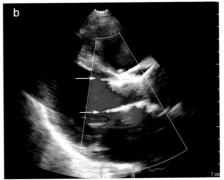

图 5.104 经导管主动脉瓣植入术后,超声心动图显示 CoreValve(29mm,箭头)功能正常(a),有微量瓣周漏(b)。LA,左心房;LV,左心室;AO,主动脉;RV,右心室

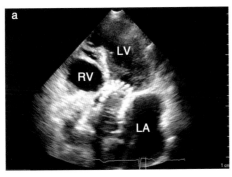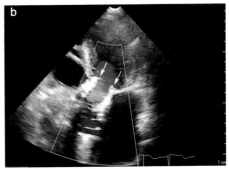

图 5.105 心尖五腔心切面(a)与彩色多普勒超声(b)显示 CoreValve(箭头)功能正常,有微量瓣周漏。LA,左心房;LV,左心室;RV,右心室

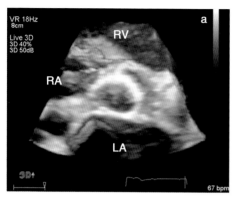
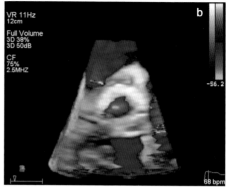

图 5.106 三维超声胸骨旁主动脉根部短轴切面（a）与彩色多普勒超声（b）显示 CoreValve 功能正常，有微量瓣周漏。LA，左心房；RA，右心房；RV，右心室

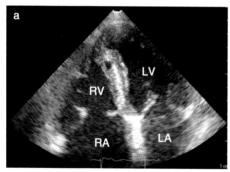
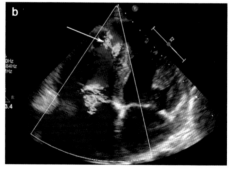

图 5.107 心尖四腔心切面（a）与彩色多普勒超声（b）显示室间隔近心尖段隧道样缺损及左向右分流血流信号（箭头）。LA，左心房；LV，左心室；RA，右心房；RV，右心室

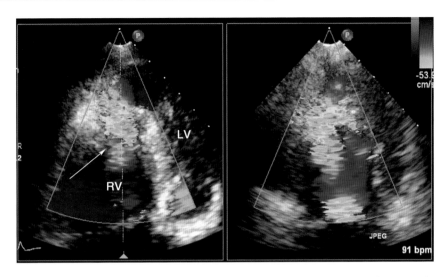

图 5.108 彩色多普勒超声 X-Plane 模式显示室间隔近心尖段隧道样缺损及左向右分流血流信号（箭头）。LV，左心室；RV，右心室

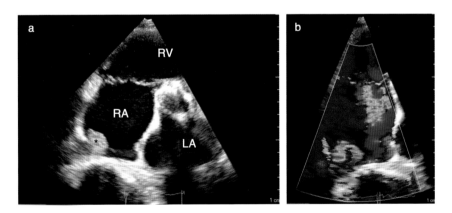

图 5.109 经导管主动脉瓣植入术后 4 个月复查，经胸超声胸骨旁主动脉根部短轴切面显示病变肿块（＊）突入右心房（a），导致血流受阻（b）。LA，左心房；RA，右心房；RV，右心室

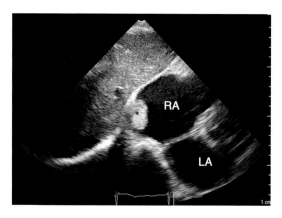

图 5.110　经胸超声剑突下四腔心切面显示从下腔静脉
突入到右心房的病变肿块(*)。LA,左心房;RA,右心房

视频5.110

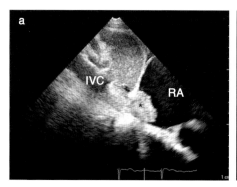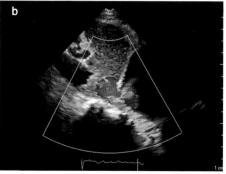

图 5.111　经胸超声剑突下下腔静脉长轴切面显示病变肿块(*)从下腔静脉(a)延伸到右
心房并伴有血流受阻(b)。IVC,下腔静脉;RA,右心房

视频5.111a　　　　　视频5.111b

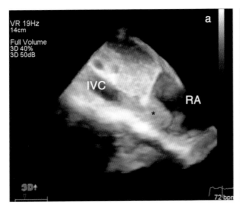
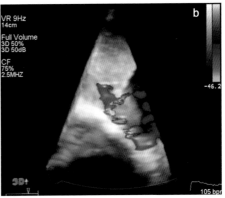

图 5.112 三维超声剑突下下腔静脉长轴切面显示病变肿块（*）从下腔静脉（a）延伸到右心房并伴有血流受阻（b）。IVC，下腔静脉；RA，右心房

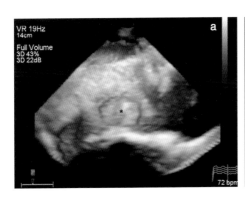
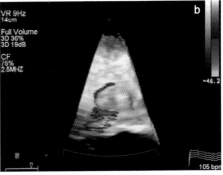

图 5.113 由右心房朝向下腔静脉的三维超声剑下切面（a）及彩色多普勒超声（b）显示病变肿块（*）延伸到右心房并使血流受阻

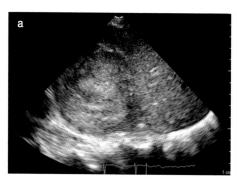
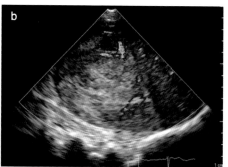

图 5.114 剑突下肝脏切面（a）显示肝右叶有数个高回声肿块（大者直径为 11mm×9mm），彩色多普勒超声（b）显示肿块内部有血流信号

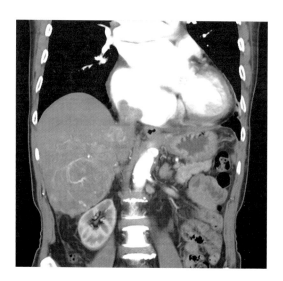

图 5.115 X 线计算机断层扫描（CT）显示肝右叶有数个肿块，并累及肝右静脉、下腔静脉和右心房

（高秋妹　译，曾永丽　校）

5.11　经皮封堵术治疗医源性左心室心尖部假性室壁瘤

患者男,76 岁,10 年前接受过二尖瓣猪心包瓣置换术,主诉近期出现进行性呼吸急促、劳力性呼吸困难和凹陷性水肿,因复发二尖瓣反流又接受心尖入路经导管 SAPINE 瓣中瓣植入术。

然而术后 22 天,患者出现轻微呼吸困难,超声心动图检查提示左心室心尖部假性室壁瘤及右侧胸腔积液。因此,我们实施左心室心尖部封堵器植入术(图 5.116~ 图 5.125;视频 5.116~ 视频 5.123)。

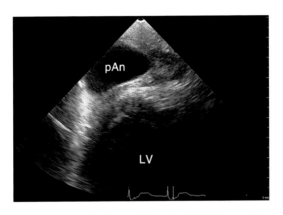

图 5.116　经胸超声心动图心尖切面显示左心室心尖部囊性回声,诊断假性室壁瘤(pAn)。LV,左心室

心尖入路经导管二尖瓣瓣中瓣植入术是一种新型又有前景的替代治疗方案,适用于不适合再次进行传统外科置换术的患者。其手术并发症包括出血、卒中、二尖瓣和主动脉瓣关闭不全以及血肿形成,而左心室假性室壁瘤则相对少见。左心室假性室壁瘤破裂的风险较高,而开放性外科手术修复又存在很高的死亡率。因此,经皮封堵术可为这类患者提供可行的替代治疗方案,从而避免外科手术干预。

由于经胸超声心动图心尖切面是评价左心室心尖部最直接的方式,因此,本病例患者的心尖部假性室壁瘤封堵器植入术是通过经胸超声而不是经食管超声心动图进行监测。

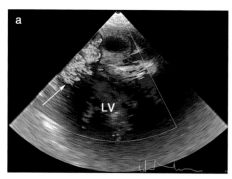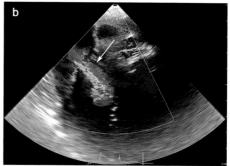

图 5.117　彩色多普勒超声显示收缩期（a）血流（箭头）由左心室进入假性室壁瘤内，舒张期（b）血流反向进入左心室内。LV，左心室

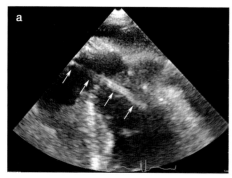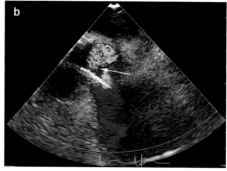

图 5.118　封堵器植入过程中，输送导丝（箭头，a）经过左心室心尖部破口，（b）彩色多普勒超声显示左心室血流（箭头）进入假性室壁瘤，提示封堵器输送系统定位准确

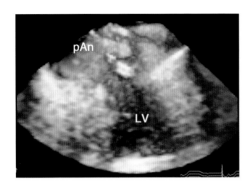

图 5.119　封堵器植入术中，三维超声心动图心尖切面显示导引导管穿过破口进入假性室壁瘤（pAn）内。LV，左心室

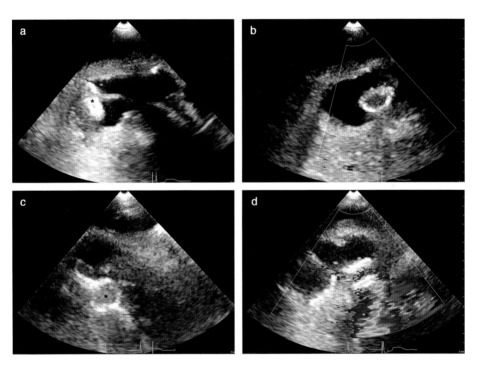

图 5.120　封堵器植入过程中，先在假性室壁瘤内展开封堵器的一侧伞盘（星号，a），然后将输送系统回撤（b），接着在左心室侧展开封堵器的另一侧伞盘（星号，c），术后彩色多普勒超声显示封堵器边缘少量残余分流（d）

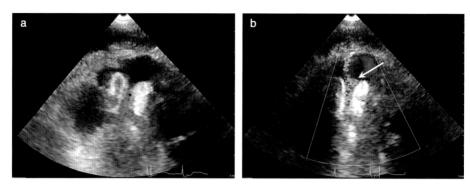

图 5.121 封堵器植入术后,超声心动图心尖切面显示封堵器(星号,a)封闭了左心室心尖部与假性室壁瘤之间的缺损,彩色多普勒超声显示少量残余分流经封堵器(箭头,b)进入假性室壁瘤内

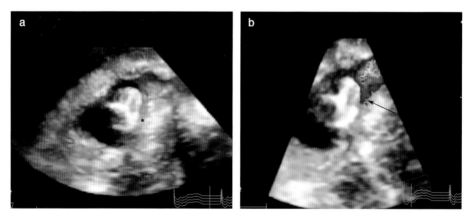

图 5.122 封堵器植入术后,三维超声心动图心尖切面显示封堵器(星号,a)封闭了左心室心尖部与假性室壁瘤之间的缺损,彩色多普勒超声显示少量残余分流经封堵器(箭头,b)进入假性室壁瘤内

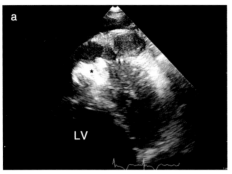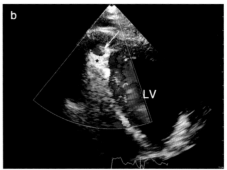

图 5.123　封堵器植入术后 20 天,超声心动图心尖切面显示封堵器(星号,a)位置正常,假性室壁瘤腔内血栓形成,彩色多普勒超声显示残余分流从少量减少至微量(箭头,b)。LV,左心室

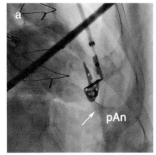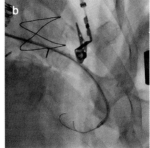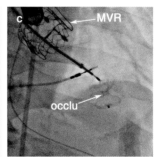

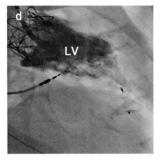

图 5.124　左心室造影显示左心室心尖部和假性室壁瘤(pAn)之间的管道(箭头,a),(b)导引导管从左心室进入假性室壁瘤,(c)推送封堵器(occlu)并展开两侧伞盘,(d)封堵器释放后,左心室造影显示几乎无残余分流。LV,左心室;MVR,二尖瓣置换

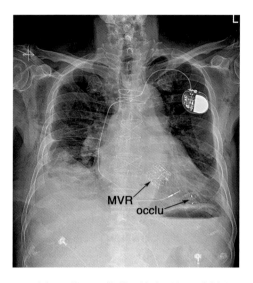

图 5.125　胸部 X 线显示外科置换术后的二尖瓣（MVR）、经导管植入的 SAPIEN 瓣膜以及左心室心尖部封堵器（occlu）

（高秋妹　译，曾永丽　校）

推荐阅读

1. Abdelsalam E, Rodolfo R, Christopher F, et al. Persistent left ventricular false aneurysm after transapical insertion of an aortic valve. J Card Surg. 2011;26:51–3.
2. Ando T, Holmes AA, Taub CC, et al. Iatrogenic ventricular septal defect following transcatheter aortic valve replacement: a systematic review. Heart Lung Circ. 2016;25:968–74.
3. Darren M, Ali A, Pascal T, et al. Transcatheter heart valve failure: a systematic review. Eur Heart J. 2015;36:1306–27.
4. Dvir D, Leipsic J, Blanke P, et al. Coronary obstruction in transcatheter aortic valve-in-valve implantation: preprocedural evaluation, device selection, protection, and treatment. Circ Cardiovasc Interv. 2015;8:e002079.
5. Edgar T, Ronen G, Namal W, et al. Outcome of patients after transcatheter aortic valve embolization. J Am Coll Cardiol Intv. 2011;4:228–34.
6. Falipe F, Vedat T, Wilhelm R, et al. Successful post-dilation of a Lotus transcatheter aortic valve in case of prosthesis frame underexpansion due to leaflet calcification. JACC Cardiovasc Interv. 2015;8:866–8.
7. Généreux P, Head SJ, Hahn R, et al. Paravalvular leak after transcatheter aortic valve replacement: the new Achilles' heel? A comprehensive review of the literature. J Am Coll Cardiol. 2013;61:1125–36.
8. George DD, Jeffrey IW, Gennaro G, et al. Prosthetic heart valve thrombosis. JACC. 2016;68:2670–89.
9. Gian PU, Marco B, Angelo R, et al. The valve-in-valve technique for treatment of aortic bioprosthesis malposition: an analysis of incidence and 1-year clinical outcomes from the Italian CoreValve registry. JACC. 2011;2011:1062–8.
10. Hahn RT, Kodali S, Tuzcu EM, et al. Echocardiographic imaging of procedural complications

during balloon-expandable transcatheter aortic valve replacement. JACC Cardiovasc Imaging. 2015;8:288–318.

11. Jan-Malte S, Nikos W, Georg N, et al. Next-generation transcatheter heart valves: current trials in Europe and the USA. Methodist Debakey Cardiovasc J. 2012;8(2):9–12.

12. John ML, Jason HR. Interventional procedures for adult structural heart disease. Philadelphia: Elsevier; 2014. Ch. 6, 7

13. John DC, John GW. Structural heart disease interventions. Philadelphia: Lippincott Williams & Wilkins; 2012. Ch. 18–20

14. Luu J, Ali O, Feldman TE, et al. Percutaneous closure of paravalvular leak after transcatheter aortic valve replacement. JACC Cardiovasc Interv. 2013;6(2):e6–8.

15. Martin BL, Nicolo P, Eugenia N, et al. Standardized endpoint definitions for transcatheter aortic valve implantation clinical trials: a consensus report from the Valve Academic Research Consortium. Eur Heart J. 2011;32:205–17.

16. Nathaniel BL, Nadira BH, Tamim MN, et al. Injuries to the aorta, aortic annulus, and left ventricle during transcatheter aortic valve replacement: management and outcomes. Circ Cardiovasc Interv. 2017;10:e004735.

17. Nicolas VM, Ramon RO, Ben R, et al. Transcatheter Lotus valve implantation in a degenerated Carpentier-Edwards bioprothesis. JACC Cardiovasc Interv. 2015;8:e27–8.

18. Schmidt T, Frerker C, Alessandrini H, et al. Redo TAVI: initial experience at two German centres. EuroIntervention. 2016;12(7):875–82.